Gottfried Lemperle Dieter Knapp

Formação mínima de cicatriz após incisões cirúrgicas em linhas de dobragem principais

Gottfried Lemperle Dieter Knapp

Formação mínima de cicatriz após incisões cirúrgicas em linhas de dobragem principais

ScienciaScripts

Imprint

Any brand names and product names mentioned in this book are subject to trademark, brand or patent protection and are trademarks or registered trademarks of their respective holders. The use of brand names, product names, common names, trade names, product descriptions etc. even without a particular marking in this work is in no way to be construed to mean that such names may be regarded as unrestricted in respect of trademark and brand protection legislation and could thus be used by anyone.

Cover image: www.ingimage.com

This book is a translation from the original published under ISBN 978-620-2-01004-7.

Publisher:
Sciencia Scripts
is a trademark of
Dodo Books Indian Ocean Ltd. and OmniScriptum S.R.L publishing group

120 High Road, East Finchley, London, N2 9ED, United Kingdom
Str. Armeneasca 28/1, office 1, Chisinau MD-2012, Republic of Moldova, Europe
Printed at: see last page
ISBN: 978-620-7-95663-0

ÍNDICE DE CONTEÚDOS

Capítulo 1 3

Capítulo 2 4

Capítulo 3 5

Capítulo 4 12

Capítulo 5 14

Capítulo 6 20

Capítulo 7 23

Formação mínima de cicatrizes após incisões cirúrgicas
Ao longo das principais linhas de dobragem

Gottfried Lemperle e Dieter Knapp

Autores:

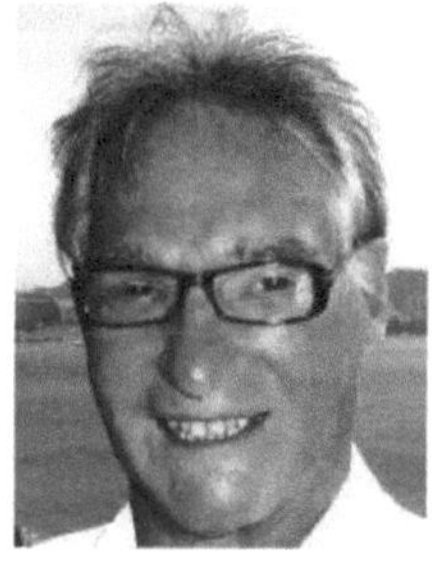

Prof. emérito Dr. Gottfried Lemperle

Divisão de Cirurgia Plástica

Universidade da Califórnia, San Diego, EUA

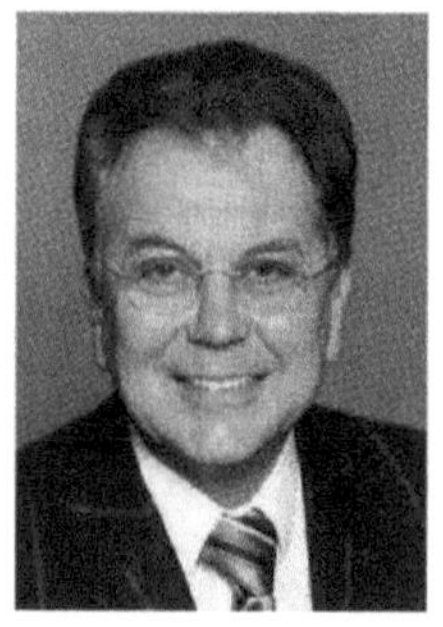

O Dr. med. Dieter Knapp foi Chefe de Cirurgia Ortopédica no Hospital Militar Central Alemão em Koblenz de 1985 a 2011, com qualificações adicionais em medicina desportiva e fisioterapia.

1. Resumo

De modo a obter o mínimo de cicatrizes, os cirurgiões devem tentar colocar as incisões nas dobras ou pregas da pele. Embora bem estabelecidas no rosto e no abdómen, estas linhas de dobragem podem não ser óbvias noutras partes do corpo. Por conseguinte, as linhas de incisão ideais podem ser determinadas a partir da direção das estrias (striae distensae), que se desenvolvem sempre perpendicularmente às linhas de tensão.

Foi criado um diagrama composto de fotografias de 213 indivíduos com estrias distensivas. A composição, juntamente com as descrições das linhas de Langer, das principais linhas de dobragem de Pinkus e das linhas de Kraissl, foi comparada com uma base de dados de revisões clínicas de cicatrizes e com 276 imagens de incisões e cicatrizes da Internet.

Pinkus descreveu as "linhas de dobragem principais" em 1927. Kraissl, em 1951, recomendou que as linhas de incisão fossem colocadas perpendicularmente à direção dos músculos subjacentes. Havia semelhanças entre ambas as referências e o compósito. No entanto, as conhecidas linhas de Langer, descritas em 1861, são frequentemente paralelas à orientação das fibras musculares subjacentes e não permitem prever a direção ideal para as incisões na pele.

A direção ideal das incisões cirúrgicas na pele deve ter em conta os padrões das estrias distensivas, que se desenvolvem perpendicularmente às linhas de tensão da pele. As linhas de dobragem principais (MFL) devem ser utilizadas como guia na abordagem de cicatrizes problemáticas ou incisões electivas em crianças, adolescentes e mulheres jovens. As propostas seguintes são indicadas quando a formação de cicatrizes pós-operatórias é um problema.

2. Introdução

As crianças e os adolescentes são propensos a desenvolver cicatrizes hipertróficas, que podem ser evitadas através de incisões cirúrgicas na direção das principais linhas de dobragem da pele. A lista de tratamentos para cicatrizes é longa, incluindo cremes de heparina, pantenol e silicone, rolos de agulhas e tratamentos a laser. No entanto, a excisão ou os preenchimentos dérmicos injectáveis são os únicos tratamentos eficazes para uma cicatriz larga, enquanto as cicatrizes hipertróficas melhoram com ou sem pensos de pressão ou vestuário especial ao longo do tempo.

As cirurgias minimamente invasivas e endoscópicas revolucionaram a cirurgia torácica, abdominal e ortopédica e tornaram-se o padrão de ouro atual, resultando em cicatrizes muito mais pequenas.

Os manuais de cirurgia e ortopedia não mencionam linhas de dobragem naturais para incisões cirúrgicas óptimas. O objetivo desta publicação é facilitar a determinação das linhas de incisão ideais perpendiculares à direção das estrias distensivas.

3. História das linhas de incisão cirúrgica

Quando consultados para corrigir cicatrizes conspícuas de cirurgias anteriores, alguns cirurgiões ainda confiam nas invisíveis "linhas de clivagem" de Langer descritas em 1861 [1], que correm perpendicularmente às dobras cutâneas em várias regiões do corpo (Figs.1 e 2). No entanto, as dobras e as linhas de dobragem são facilmente determinadas em adultos, dobrando uma articulação ou beliscando a pele em diferentes direcções.

Langer, um anatomista de Viena, Áustria, não tinha em mente qualquer incisão cirúrgica durante as suas famosas experiências com pele de cadáver. Depois de efetuar furos redondos na pele de cadáveres, observou a direção das margens da ferida através de "linhas de clivagem" invisíveis, que acabaram por adquirir uma forma oval (Fig.3) [1]. Em 1892, Kocher, um cirurgião famoso e laureado com o Prémio Nobel em Berna, na Suíça, promoveu as linhas de Langer como direção para excisões e incisões na pele (Fig.4) [2].

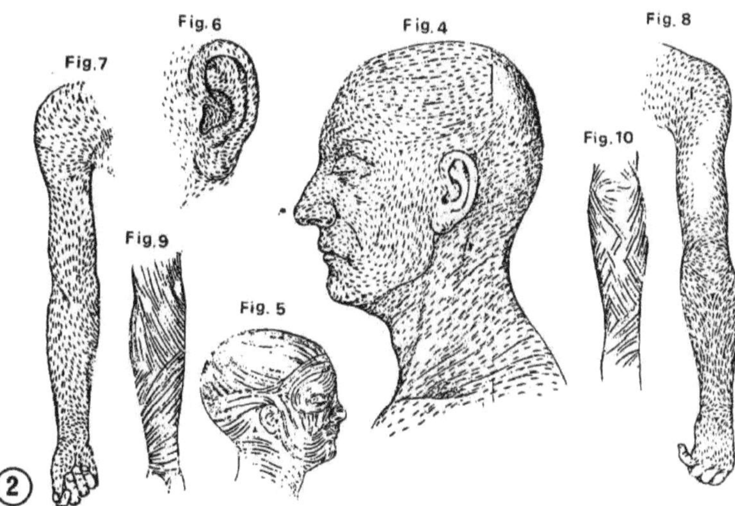

Fig. 1. As "Linhas de clivagem" de Langer são oblíquas ou perpendiculares às "Linhas de dobragem principais" recomendadas na testa, abdómen inferior, nádegas e extremidades [reimpresso de [1]

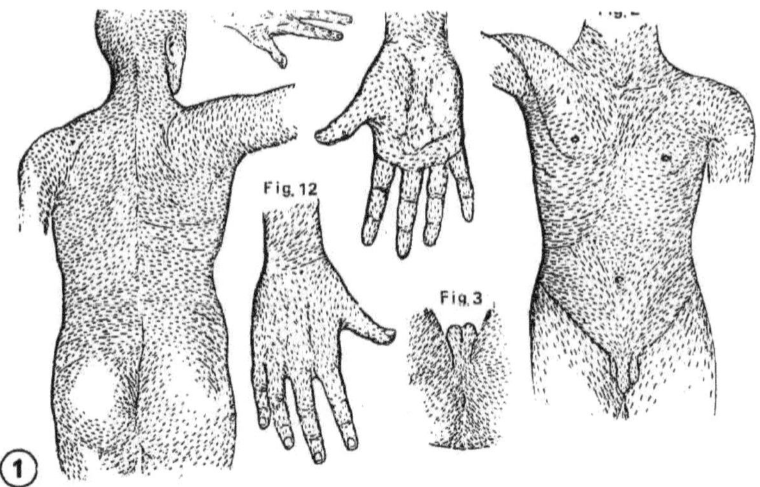

Fig.2. As linhas do decote de Langer são paralelas às "Linhas de dobragem principais" no pescoço, ombros, abdómen superior e costas

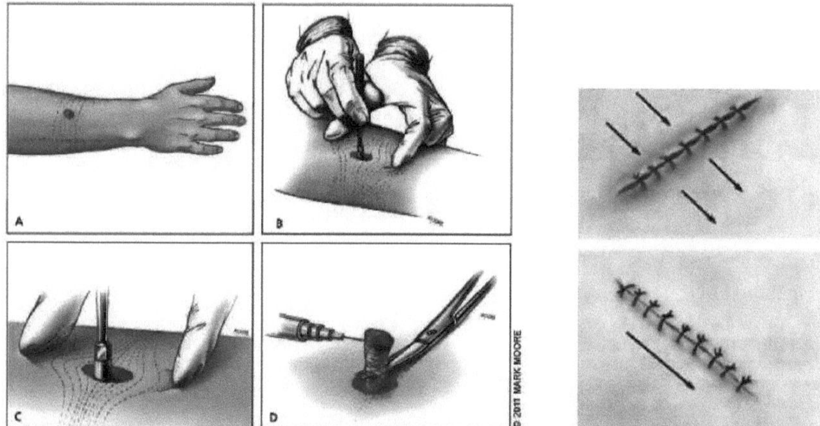

Fig.3. Langer efectuou furos redondos na pele de cadáveres em vários locais para determinar "linhas de clivagem" invisíveis [desenhos de Mark Moore 2011]. A incisão ao longo das linhas de tensão de uma ferida resulta numa cicatriz mais fina do que uma incisão perpendicular às "linhas de clivagem".

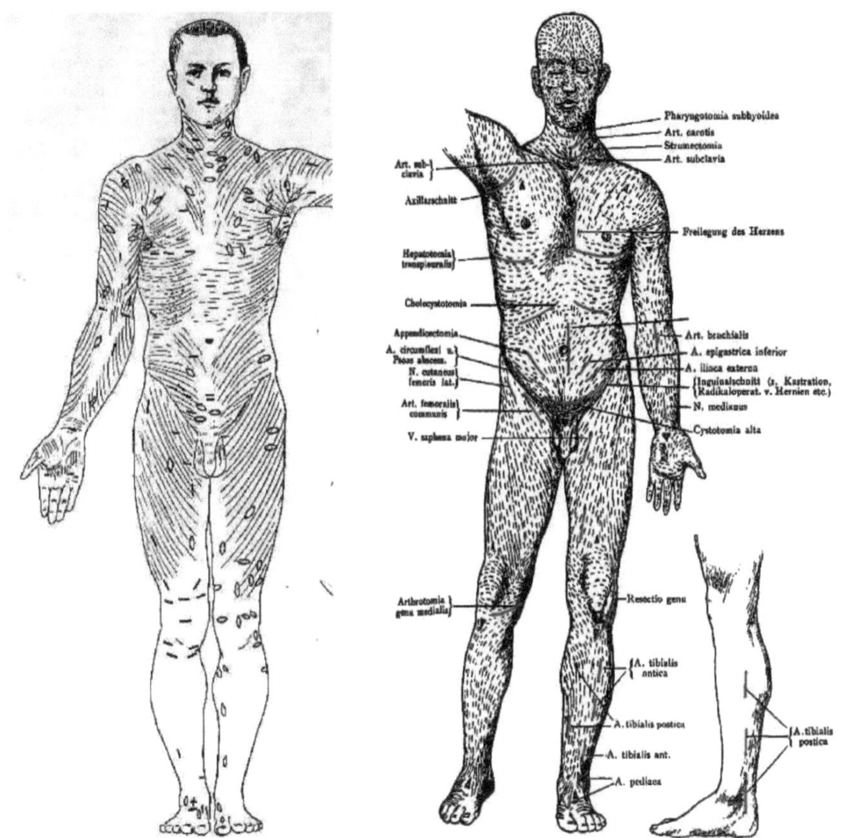

Fig.4. Já em 1892, Kocher recomendava as "linhas de clivagem de Langer" para todas as excisões e incisões cirúrgicas [reimpresso de [2]. Nas extremidades, as "linhas de clivagem de Langer" correm numa direção circunferencial oblíqua das estrias distensivas, ou perpendicularmente às nossas "linhas de tensão da pele" propostas. As cicatrizes verticais nas extremidades tornam-se frequentemente hipertróficas em crianças e adolescentes.

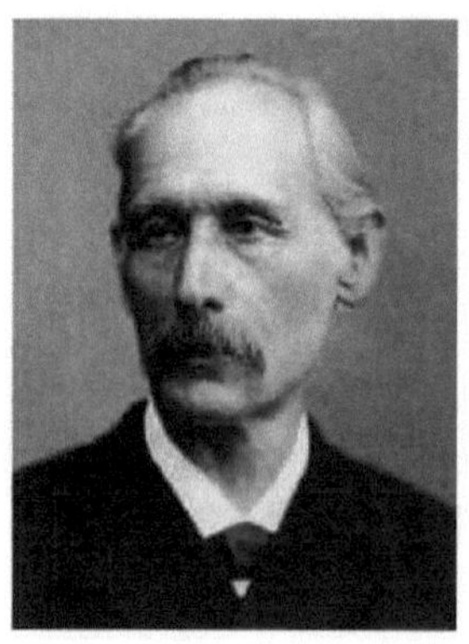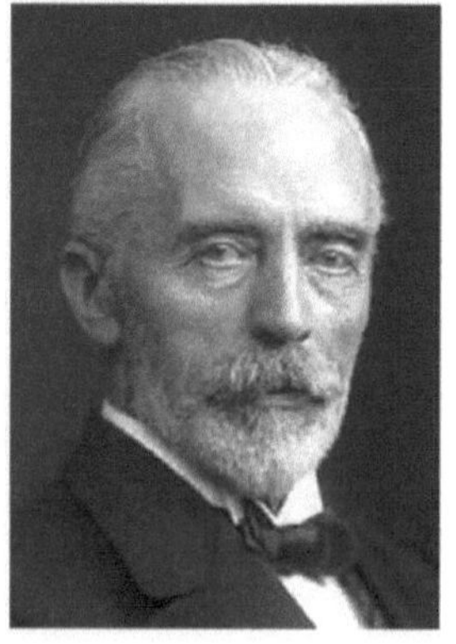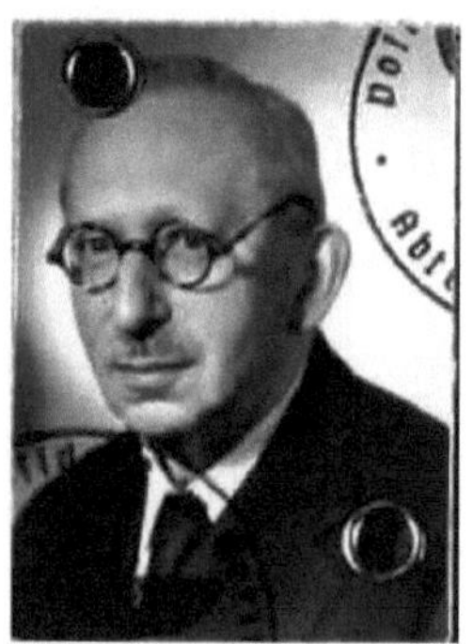

Fig.5. Karl Langer von Edenberg 1819-1887, anatomista em Viena, Theodor Kocher 18411917, cirurgião em Berna, e Felix Israel Pinkus, 1868-1947, dermatologista em Berlim.

Para conseguir uma formação mínima de cicatrizes, as incisões cirúrgicas devem ser colocadas nas "linhas de dobragem principais" [3-5] (Fig. 7) ou nas também invisíveis "linhas de tensão da pele relaxada" de Borges, [6-8]. Embora as pregas faciais e abdominais possam ser facilmente identificadas, as linhas de dobragem podem ser difíceis de determinar nas costas, braços e pernas, e podem estar ausentes em doentes mais jovens. É interessante notar que as riscas dos tigres e das zebras seguem linhas semelhantes, transversais no tronco e nas extremidades e concêntricas no lado interior das grandes articulações (Fig. 6).

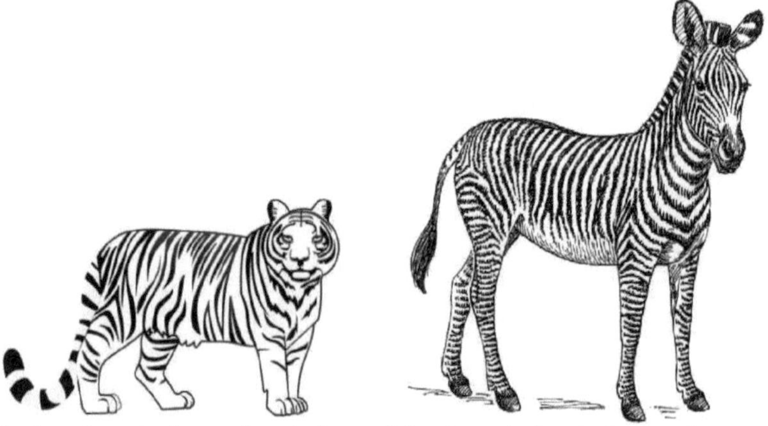

Fig.6. As riscas dos animais com riscas imitam as linhas de tensão da pele dos seres humanos

Os cirurgiões estéticos aprendem a seguir direcções específicas para as incisões, os cirurgiões reconstrutivos podem não ter a certeza da direção ideal, os cirurgiões gerais concentram-se na forma mais rápida e direta de chegar à cavidade abdominal e os cirurgiões ortopédicos concentram-se na forma mais conveniente de aceder a um osso ou articulação. Os manuais de cirurgia e ortopedia não mencionam linhas de dobragem naturais para uma incisão óptima [9-10]. O conceito de utilizaçô de estrias distensivas naturais para linhas de incisão óptimas é novo [11] e uma extensão das apresentações anteriores de Kraissl [4,5] e Borges [6-8]

Durante o último século, foram desenvolvidas trinta e oito directrizes diferentes relativamente às incisões electivas [6,12]. A maioria dos manuais de cirurgia inclui as "incisões perpendiculares à ação muscular" de Kraissl de 1951 [5] (Fig. 8) ou as "linhas de clivagem" de Langer de 1861 (Figs. 1 e 2) [1,12,13], apesar de estas incisões serem oblíquas ou mesmo perpendiculares às dobras cutâneas na testa, bochechas, seios e abdómen. Na região ante-cubital, no punho, na coxa e nas regiões distais das extremidades, elas correm verticalmente, embora sejam concordantes no pescoço, ombros, costas e nádegas. Por conseguinte, têm de ser propostas novas direcções oblíquas, horizontais ou parcialmente circunferenciais para as incisões nas extremidades.

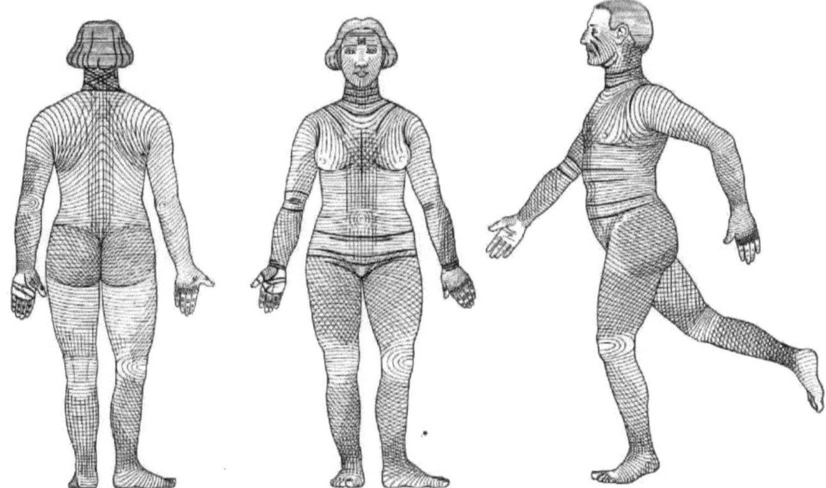

Fig.7. As "linhas principais de dobragem" (MFL) da pele de Pinkus facilitam as linhas de incisão óptimas. No entanto, estes desenhos são irritantes para o cirurgião porque não estão claramente definidos nas extremidades (reimpresso de [3]).

Em 1927, o dermatologista Felix Pinkus foi o primeiro a questionar as linhas de Langer como guia para incisões na pele e descreveu as "linhas principais de dobragem" (Fig.1 e 2) como a direção ideal para incisões electivas [3]. Também descreveu e ilustrou a localização das estrias, mas não as relacionou com as incisões cutâneas (Fig.5). A publicação num livro de texto alemão [3] não chegou à comunidade cirúrgica.

Na década de 1950, Cornelius Kraissl [4,5] propôs linhas orientadas perpendicularmente à ação dos músculos subjacentes (Fig.8), demonstrando histologicamente que as bandas de tecido conjuntivo aderente vão da pele à fáscia subjacente, perpendicularmente ao eixo longo dos músculos, especialmente em articulações como o pulso e o joelho. O seu desenho das pregas faciais mostra linhas de incisão longas e aceites no rosto (Fig. 23).

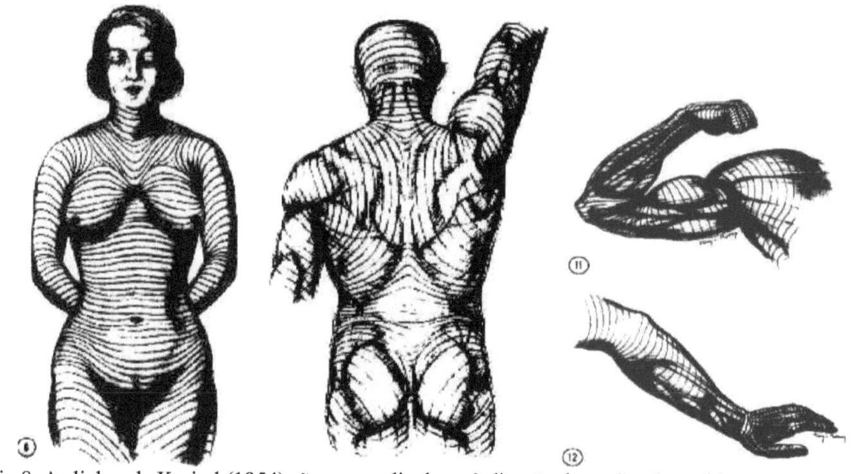

Fig.8. As linhas de Kraissl (1954) são perpendiculares à direção dos músculos subjacentes, mas não são correctas sobre os seios, a parte inferior das costas e as nádegas [reimpresso de [5].

Em 1962, Alberto Borges [6,7] descreveu as "linhas de tensão cutânea relaxada" (RSTL) no rosto e em 1984 no corpo [8]. As RSTL seguem os sulcos produzidos por beliscar a pele em diferentes direcções - o que tinha sido recomendado anteriormente por Pinkus [2] e Kraissl [4].

Este "beliscão", no entanto, é difícil de praticar nas costas e extremidades de pacientes mais jovens, especialmente no antebraço, tanto na posição supina como na pronada (Fig.22) [14]. Courtiss em 1963 [15] e Barile em 1976 [16] copiaram essencialmente o artigo e as ilustrações de Kraissl [4] e recomendaram, tal como Borges [8], seguir as linhas de Kraissl para o resto do corpo.

A incerteza sobre a melhor direção das incisões cirúrgicas levou a mais propostas. Carmichael [13] utilizou um "Reviscometer®" para medir as ondas eléctricas que se propagam radialmente na pele e Paul [17,18] recomendou um "Tensiometer" bidirecional, um tipo de pinça plástica larga ligada a um indicador elétrico para medir a tensão da pele. Parece não ter qualquer valor prático, uma vez que a Natureza já apresenta linhas de tensão cutânea como pregas em doentes idosos (Fig.9) ou como estrias distensivas em muitos jovens (Fig.12).

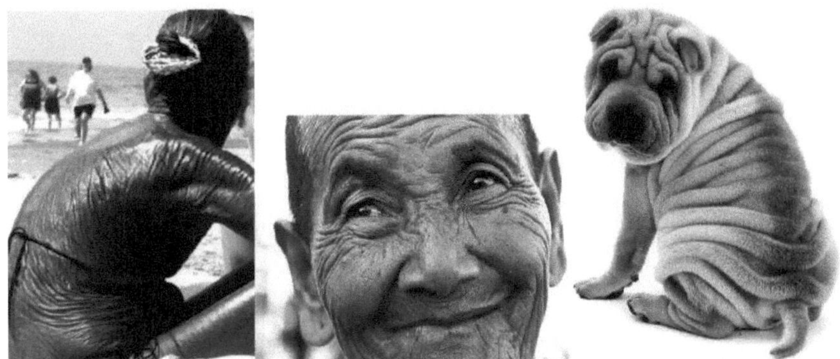

Fig.9. Se todos os doentes apresentassem estas linhas de dobragem claras, a escolha das incisões cutâneas seria fácil. A maioria dos mamíferos forma dobras semelhantes quando movem a cara ou dobram o corpo ou as pernas ("Shar pei" de www.warrenphotographic.co.uk)

4. Histologia das linhas de tensão

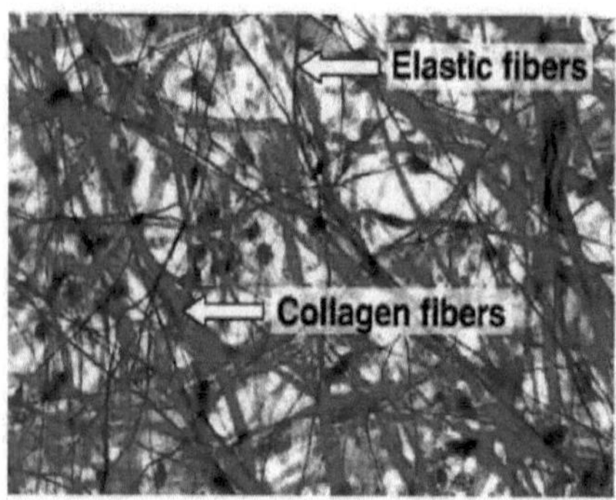

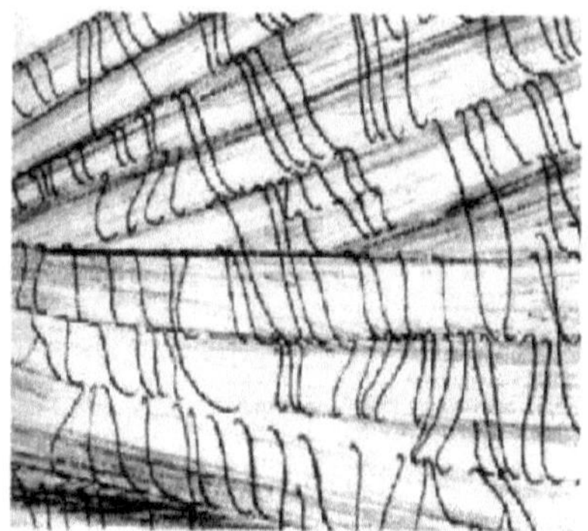

Fig. 10. A rede de fibras na derme será comprimida por baixo de uma prega cutânea (ver Fig.11). As fibras elásticas permanecerão juntas com as fibras de colagénio paralelas; as que se encontram na diagonal da prega serão deslocadas ou absorvidas à medida que a prega se aprofunda. (EM de R. Roth, Tübingen)

A presença de linhas de tensão e linhas de rugas normais na pele depende da inter-relação entre as fibras elásticas e as fibras de colagénio, bem como da ancoragem dos feixes de colagénio uns sobre os outros (Fig. 10) [19]. Embora as fibras de colagénio subjacentes às linhas de clivagem de Langer estejam dispostas de forma irregular e entrelaçadas, são paralelas às linhas de Kraissl ou Borges na mesma direção.

As fibras elásticas subjacentes às linhas de Langer correm paralela ou perpendicularmente à epiderme, enquanto podem correr perpendicularmente às linhas de Kraissl ou de Borges (Fig. 11). Devido à diferença na disposição destes dois tipos de fibras, as incisões ao longo das linhas de Kraissl ou de Borges são mais razoáveis, uma vez que seguem a direção da maior tensão da pele e provocam a menor separação da ferida. Em contrapartida, todas as estrias naturais correm contra estas linhas de tensão e podem, por conseguinte, ser designadas por "linhas anti-tensão" [6].

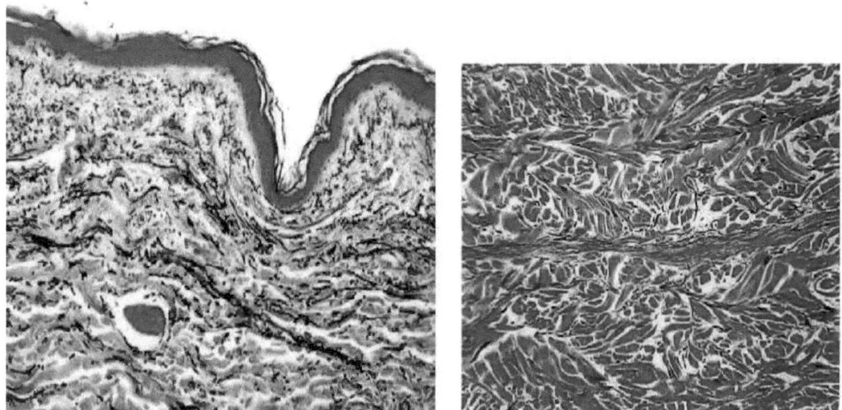

Fig. 11. Uma prega cutânea com fibras de colagénio reduzidas por baixo, mas com fibras elásticas comprimidas que correm diagonalmente em relação à prega. A imagem da direita mostra as fibras de colagénio cortadas, que correm principalmente paralelas à prega.

5. Estrias Distensivas

As estrias distensivas ou estrias gravídicas são observadas em muitos doentes e podem muitas vezes servir de guia no planeamento de incisões electivas. Independentemente da sua etiologia e ligeira variação, têm a mesma direção e aspeto clínico (Figs.9 e 12).

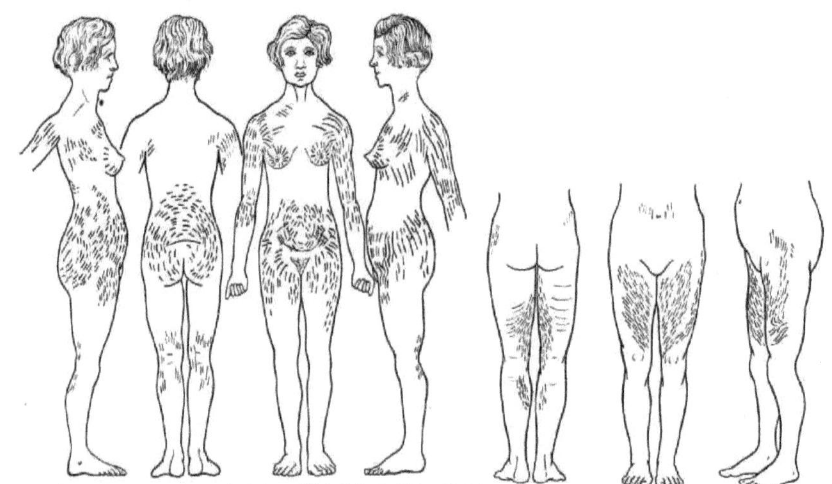

Fig.12. Um desenho de estrias gravídicas recolhidas por Pinkus em 1927 [reimpresso de [3].

Os fibroblastos nas estrias possuem um fenótipo contrátil mais semelhante ao dos miofibroblastos [19,20] e a rede de fibras elásticas proximal à junção epidérmica-dérmica parece ser mais propensa à destruição nas estrias activas. A rede de colagénio pode ser rompida sob a influência de esteróides e, especialmente, de estrogénios. O colagénio recém-sintetizado é reorganizado pela tensão e é alinhado na direção da tensão presumida. O mesmo acontece na cicatrização de feridas, pelo que as estrias são consideradas cicatrizes dérmicas (Fig.13) [21,22].

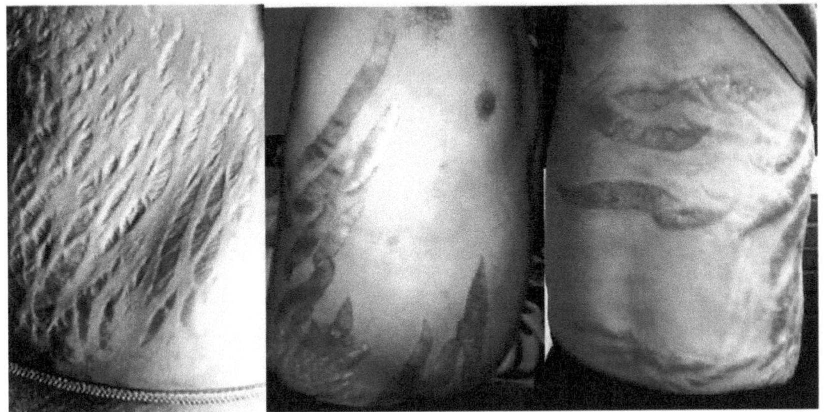

Fig.13. Estrias gravídicas hipoplásicas extremas, que demonstram a tração horizontal da pele abdominal sob a influência dos estrogénios. Estrias largas no tórax num doente de Cushing.

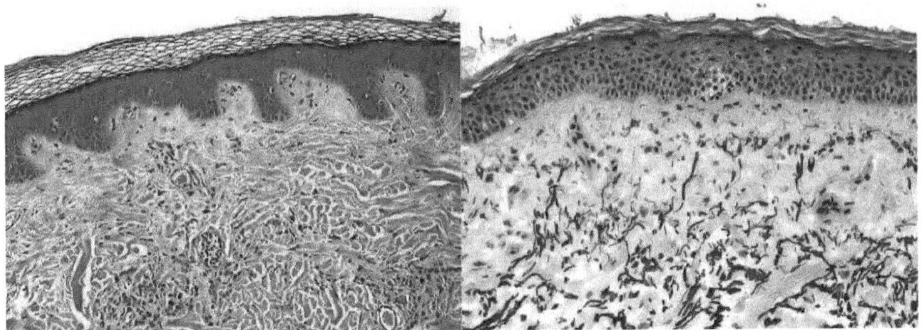

Fig. 14. As papilas dérmicas típicas de uma pele normal (esquerda) estão achatadas nas estrias distensivas (direita). As fibras elásticas (pretas) acumulam-se porque a maioria das fibras de colagénio desapareceram.

As estrias distensivas são caracterizadas por bandas lineares e lisas de pele atrófica que são avermelhadas no início e acabam por ficar pálidas. Nos jovens adolescentes, podem aparecer durante os surtos de crescimento nas ancas, parte interna das coxas e seios femininos, bem como nos ombros, parte inferior das costas e parte externa das coxas dos rapazes, sem alterações mensuráveis nos seus níveis hormonais [22]. Oitenta por cento dos adolescentes na Coreia apresentam estrias: nas raparigas, mais pronunciadas nas nádegas, coxas e gémeos, e nos rapazes nas nádegas, joelhos e parte inferior das costas [23] (Figs.15-18).

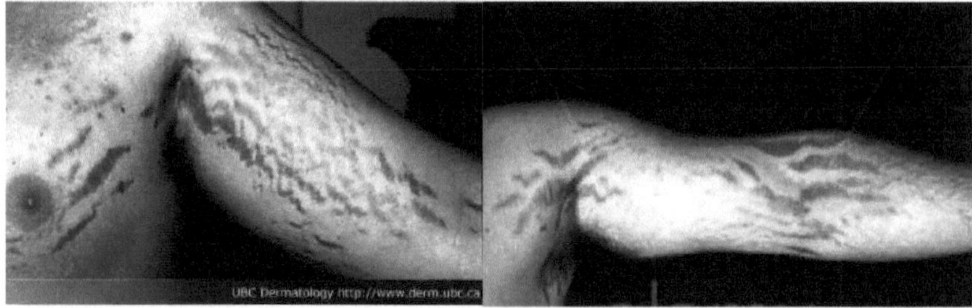

Fig. 15. As estrias nos doentes de Cushing correm paralelamente à direção dos feixes musculares: por conseguinte, todas as incisões nas extremidades devem ser feitas obliquamente, mas sem interferir com os nervos e artérias principais.

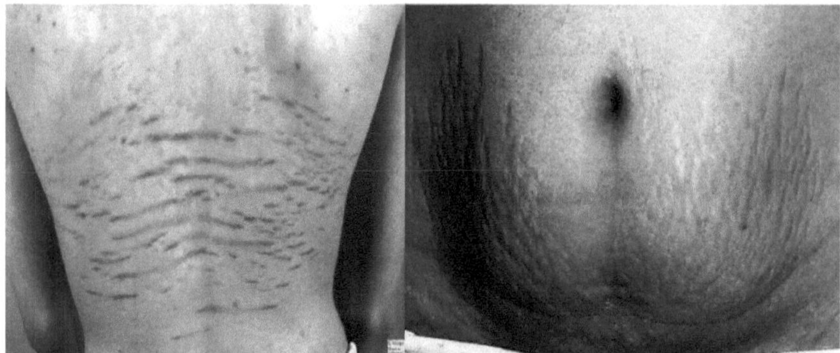

Fig. 16. Estrias recentes numa adolescente - e estrias maduras numa mulher adulta após o parto.

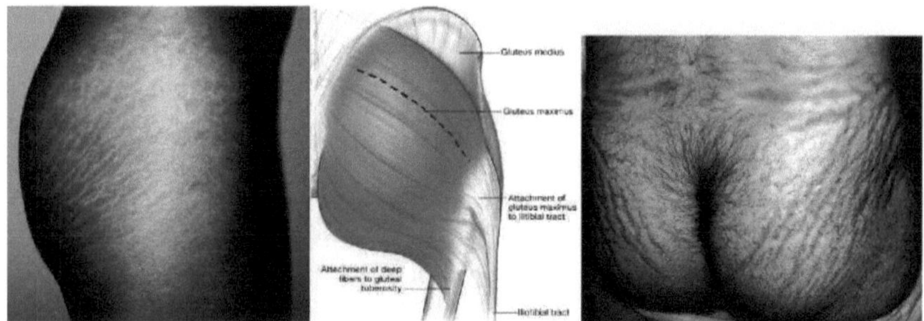

Fig. 17. Como exceção, as estrias distensivas sobre as nádegas correm perpendicularmente às fibras musculares do músculo glúteo maior subjacente.

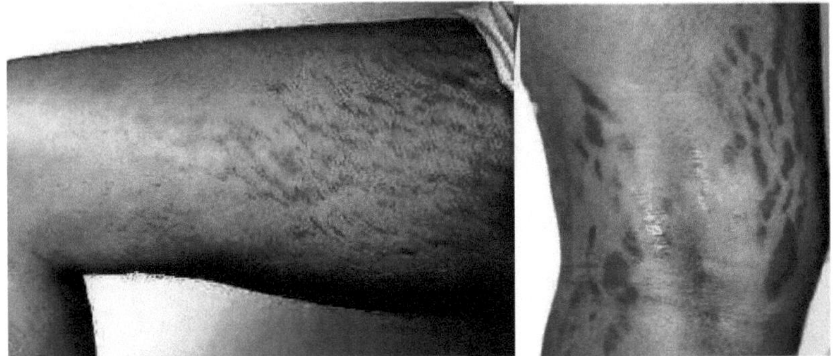

Fig.18. As estrias da face interna da coxa são oblíquas e verticais sobre a articulação do joelho: por conseguinte, as incisões devem ser efectuadas perpendicularmente a elas, ou seja, no sulco poplíteo, horizontalmente.

Durante a gravidez, as estrias distensivas aparecem na pele abdominal frequentemente durante os primeiros meses de gravidez e antes da tensão ser causada pelo crescimento do feto e do útero. A obesidade, os contraceptivos orais e a mamoplastia de aumento também podem causar estrias numa pequena percentagem de mulheres [24]. As estrias vermelhas mais largas e profundas são observadas em doentes com doença de Cushing e em doentes sob terapêutica sistémica ou local crónica com cortisona (Fig. 19) [25, 26].

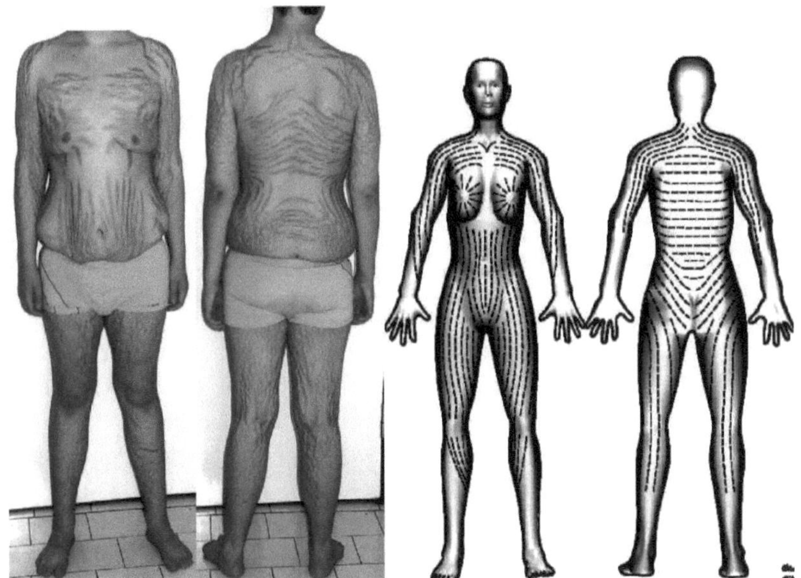

Fig.19. Estrias distensivas extremas num rapaz de 14 anos com encefalite, tratado com doses comuns de dexametasona durante 9 meses [reimpresso de [26]. As estrias de todas as fotografias visitadas foram desenhadas num modelo corporal comum (à direita).

As mulheres com relaxamento pélvico e prolapso demonstraram estrias duas vezes mais frequentemente do que as mulheres saudáveis. Parece haver uma forte associação entre a presença de estrias, varicose e o desenvolvimento de relaxamento pélvico [27]; o tecido conjuntivo geneticamente fraco parece ser a razão para as três deformidades [28].

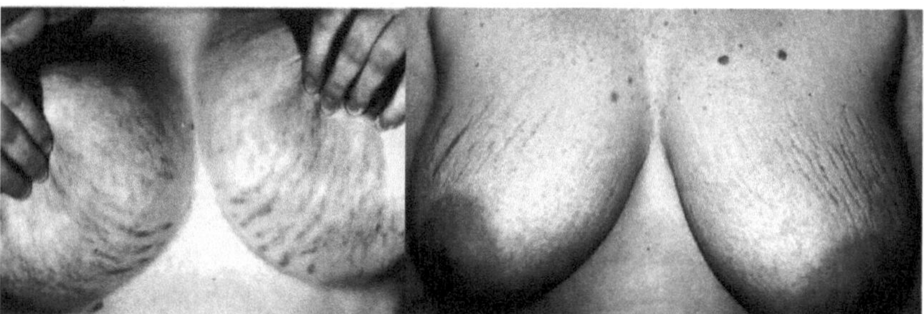

Fig.20. Estrias radiais nos seios de mulheres durante e após a gravidez

A afirmação de que o estiramento mecânico é a principal causa das estrias é discutível: As estrias ocorrem frequentemente no início da gravidez, quando não há estiramento óbvio da pele devido ao crescimento do útero. Também aparecem nas ancas dos adolescentes, onde há pouco estiramento durante o dia ou durante o sono. Se a expansão da pele fosse a única razão, a utilização de expansores de silicone insufláveis deveria ser acompanhada por uma certa incidência de formação de estrias, mas não é o caso.

Além disso, se o estiramento excessivo da pele fosse um fator, seria de esperar que os atletas, ginastas e trabalhadores de pesos pesados desenvolvessem mais estrias do que a população média. No entanto, os únicos atletas conhecidos que as desenvolvem são os halterofilistas e, provavelmente, devido à utilização de esteróides anabolizantes. Em geral, as causas potenciais para o desenvolvimento de estrias são a história familiar, o difícil equilíbrio hormonal durante a adolescência, a obesidade e a presença de varicose [29].

Investigações recentes sobre os receptores de estrogénio na matriz extracelular sugerem a importância do estrogénio no desenvolvimento das estrias [30]. Quando os receptores de estrogénios, androgénios e glucocorticóides na pele de doentes com estrias foram comparados com os da pele saudável, o seu número duplicou na pele com estrias [31]. Estes resultados indicam que, em determinadas condições, há um aumento da expressão dos receptores hormonais na pele. A sua atividade pode influenciar o metabolismo da matriz extracelular, apontando para o importante envolvimento dos estrogénios na formação das estrias.

Em geral, as pessoas com uma falta de componentes elásticos na matriz extracelular da sua derme são mais propensas à formação de cicatrizes hipotróficas do que hipertróficas. Até à data, continua a haver uma falta de tratamentos lógicos e eficazes, baseados em provas, para as estrias, incluindo procedimentos não cirúrgicos de endurecimento da pele, tais como tratamentos a laser ou preparações tópicas que alegam "remodelação do colagénio" [32].

6. Materiais, métodos e resultados

Foram examinadas 213 fotografias de doentes com estrias na adolescência, durante e após a gravidez, diagnosticadas com "elastose focal linear" [33,34] e após doença de Cushing ou uso e abuso de esteróides. As fontes incluíam os nossos próprios ficheiros de imagens (78 imagens), bem como uma pesquisa extensa no Google na Internet sobre "estrias" e "estrias" (135 imagens). Todas as estrias relevantes foram copiadas para modelos em branco e foram criados 3 gráficos de direção geral (Fig.21). Independentemente da sua etiologia, todas as estrias apresentavam um aspeto clínico semelhante e a mesma direção na pele de homens e mulheres. Além disso, a direção das lamelas em doentes com ictiose linear era a mesma que a das principais linhas de dobragem da pele em todo o corpo [35].

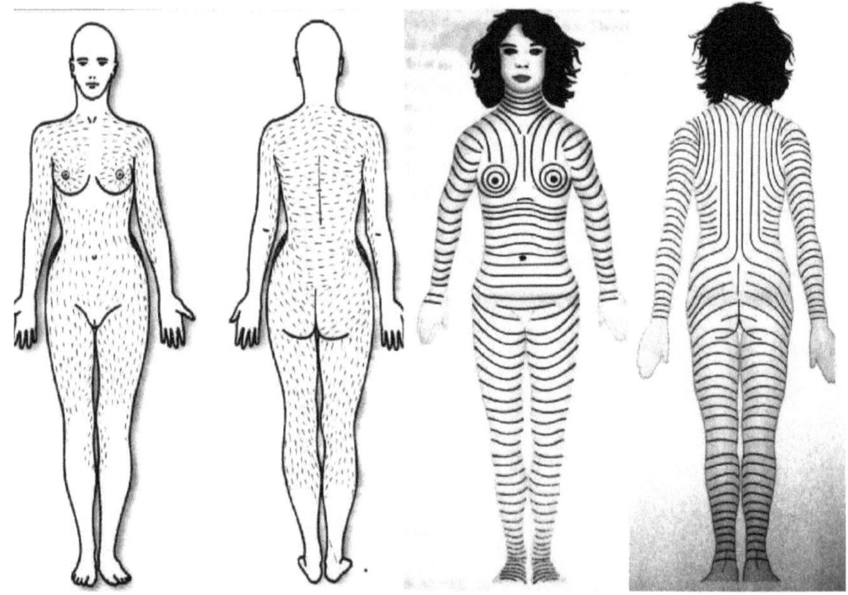

Fig.21a. Linhas de estrias recolhidas de 213 fotografias de doentes com diferentes etiologias subjacentes.
Fig,21b. As "linhas de dobragem principais" (MFL) resultantes são perpendiculares às linhas das estrias.

As linhas de incisão óptimas foram estabelecidas a partir de uma coleção de diapositivos do Departamento de Cirurgia Plástica do Hospital Markus em Frankfurt/Main, Alemanha, incluindo centenas de correcções de cicatrizes cirúrgicas dos últimos 50 anos. Cada direção de uma incisão "certa ou errada" foi comparada com a direção das linhas de dobragem e considerada "óptima" dentro das linhas de dobragem principais ou "subóptima", se a cicatriz fosse hipertrófica ou mais larga do que o esperado. Além disso, foram recolhidas na Internet 276 imagens de incisões e cicatrizes cirúrgicas desconhecidas e a sua direção foi comparada com as linhas de dobragem principais.

As imagens das estrias não incluíam todas as regiões do corpo. O alongamento lógico da direção das estrias na parte da frente da perna foi obtido a partir das linhas de dobragem de doentes idosos e de doentes com ictiose linear. Em crianças e adolescentes, as principais linhas de dobragem da pele na face, pescoço, mão e pé foram encontradas nas dobras da pele ao mover a cabeça ou os membros.

A tensão derivada das estrias ou linhas de dobragem principais (Fig. 21b) eram consistentes com a direção das linhas de Kraissl no ombro, peito, abdómen, braços e pernas, mas não nos seios, parte inferior das costas e nádegas, onde correm paralelamente às fibras musculares do músculo glúteo máximo. No entanto, refutaram as linhas de Langer na parte inferior do abdómen, nas costas, nas nádegas, na parte posterior da coxa e no pé, mas coincidiram com as linhas de Langer na parte superior das costas, no peito, na parte superior do abdómen, na parte anterior da coxa, no joelho e na parte inferior da perna.

Em alternativa, Pinkus [3] descreveu várias direcções de linhas de dobragem da pele no corpo e nos membros (Fig. 7), em vez de uma direção ideal a seguir pelos cirurgiões. As estrias distensivas seguem as linhas anti-tensão naturais da pele de todas as idades e raças e são, por isso, um indicador objetivo da direção das linhas de tensão reais, por exemplo, sempre perpendiculares a elas.

O "teste da pitada"

O "Pinch-Test" [3] é uma ferramenta fácil e prática para encontrar as "Linhas Principais de Dobragem" em pessoas idosas e de meia-idade, mas menos útil em crianças e adolescentes. A pele tem de estar razoavelmente solta, móvel e tem de deslizar sobre a fáscia muscular subjacente para criar dobras na área em causa (Fig. 22). Além disso, é possível medir a espessura da camada de gordura subcutânea.

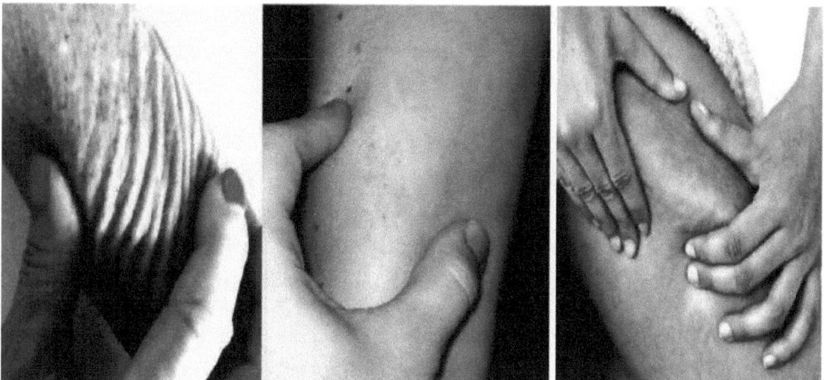

Fig.22. O "teste do beliscão" é uma forma fácil de encontrar a melhor direção para uma incisão ou excisão cirúrgica nas extremidades de adultos e doentes mais velhos, mas tem menos valor em crianças, adolescentes e mulheres mais jovens.

7. Direção das Incisões Óptimas

7.1 Rosto e pescoço

Os erros devem ser mantidos a um nível mínimo absoluto na face, onde as dobras e rugas existentes [36] determinam a direção lógica de uma incisão ou de uma excisão fusiforme da pele. Para os doentes jovens, o rosto dos pais ou dos avós (Fig. 23 e 24) ou um livro de texto sobre incisões faciais [2,4,6-8] podem servir de guia para as direcções ideais.

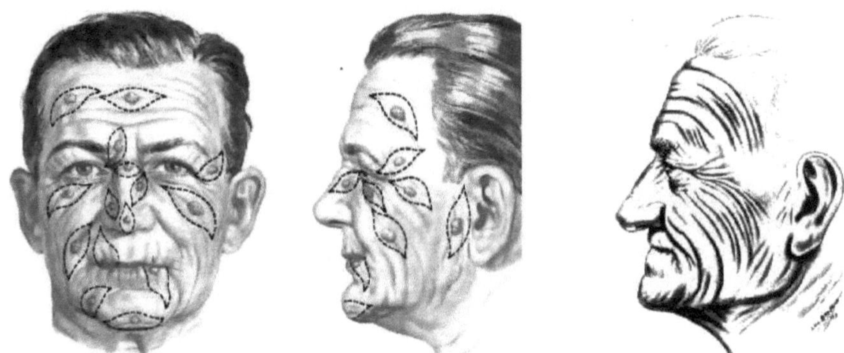

Fig.23. "Linhas principais de dobragem" na face e as direcções lógicas das excisões (desenhos de Frank H. Netter 1994, e Kraissl [4,5]),

As linhas de incisão no pescoço devem correr horizontalmente e, de preferência, dentro das pregas horizontais existentes no pescoço. É interessante notar que os adolescentes chineses frequentemente já desenvolveram duas ou três pregas horizontais pronunciadas no pescoço, que devem ser utilizadas. Por outro lado, as mulheres asiáticas em geral desenvolvem os sulcos nasolabiais e as linhas de expressão glabelares muito mais tarde do que as mulheres caucasianas.

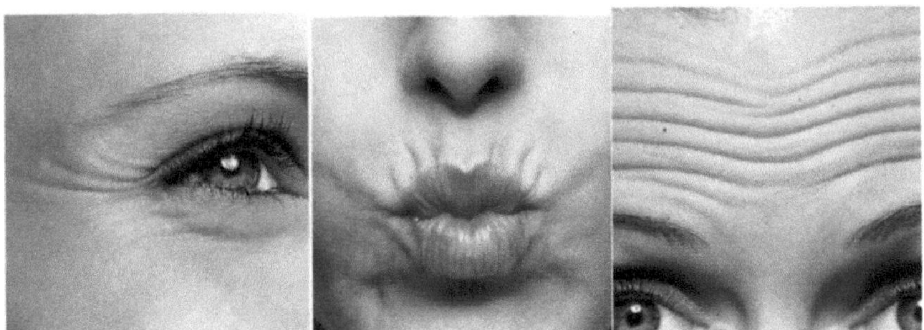

Fig.24. No rosto, as dobras podem formar-se já em doentes jovens

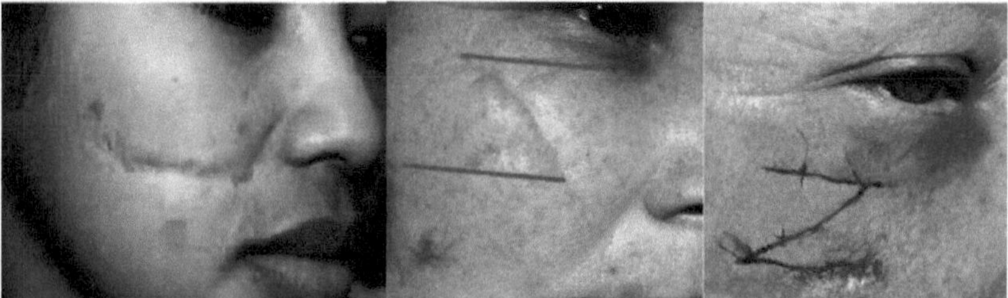

Fig.25. As cicatrizes ao longo das linhas de dobragem naturais (LocareADoc.com) são corrigidas com Z-plastias (P. Altmeyer, Die Online Enzyklopadie der Der Dermatologie).

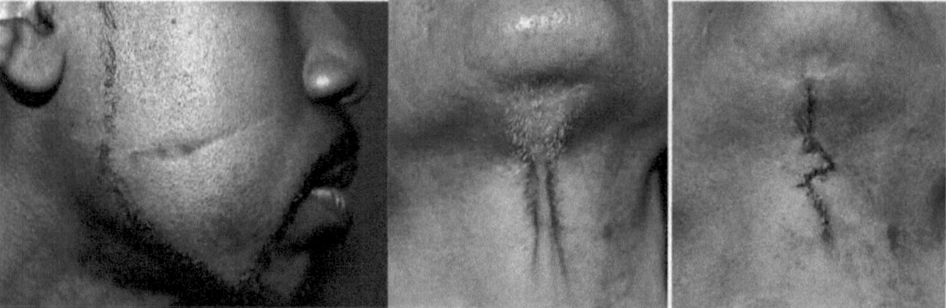

Fig.26. Cicatriz larga perpendicular às linhas de dobragem da bochecha. Cicatriz contraída sob o queixo libertada com uma Z-plastia (Dr. Barry Eppley).

As incisões para traqueotomias [36], tiroidectomias ou para acesso aos discos cervicais devem ser sempre feitas mais acima na prega cervical horizontal inferior e afastadas do jugulum [5] para evitar cicatrizes hipertróficas (Fig.28). [th]A "incisão do colarinho de Kocher" [2] remonta ao final do século XIX, quando as mulheres usavam vestidos de gola alta ou jóias pesadas.

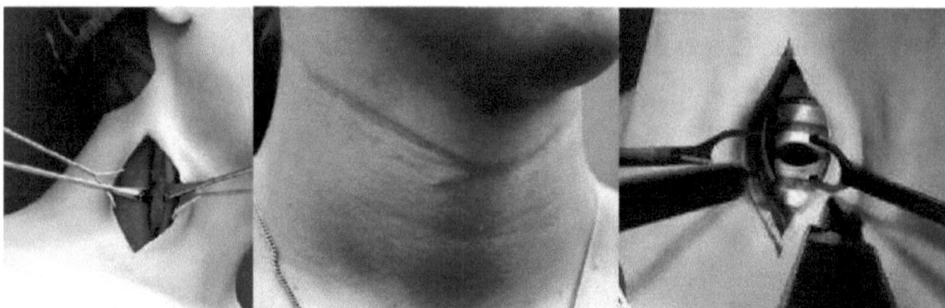

Fig.27. Os livros de texto continuam a favorecer as incisões verticais para a cirurgia do disco cervical e a traqueostomia (de um vídeo russo). A fotografia do meio mostra uma cicatriz perfeita após uma incisão horizontal numa prega cervical.

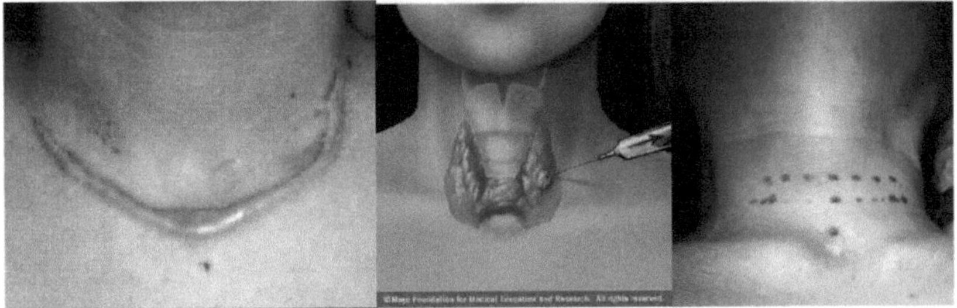

Fig.28. A "incisão do colar de Kocher" sobre o manúbrio esternal pode deixar uma cicatriz hipertrófica. A tiroide ou um estroma são mais facilmente abordados através de uma incisão mais alta, de preferência na prega cervical inferior.

Ombro e axila

As estrias observadas em culturistas e em doentes com elastose focal linear ou síndrome de Cushing apontam todas numa direção (Fig.29): horizontal sobre os músculos peitorais e deltóides. Vistas de frente, as principais linhas de dobragem parecem, portanto, verticais entre o pescoço e os ombros, mas na realidade, se vistas de lado, são praticamente horizontais.

As cicatrizes largas e hipertróficas desenvolvem-se frequentemente sobre o ombro, sobre a articulação AC e após a reposição aberta de uma fratura da clavícula. Por conseguinte, em doentes jovens, devem ser evitadas incisões anteriores na articulação e no músculo deltoide a favor de incisões verticais posteriores entre a axila e a cabeça do braço (ver Fig.49).

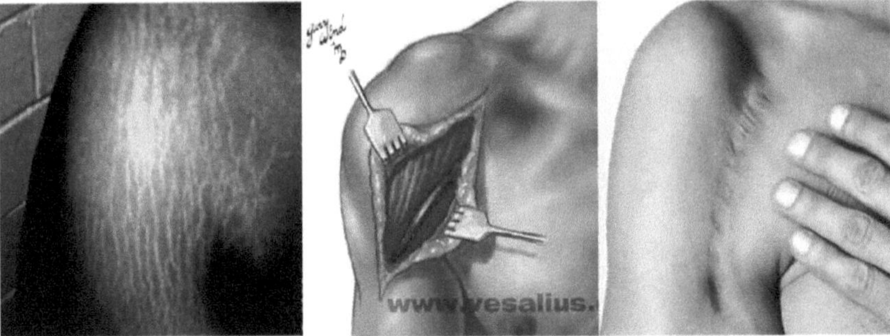

Fig.29. A incisão cirúrgica na direção errada na parte superior do braço, acima da axila, pode ser aceitável nos idosos mas não nos doentes jovens (ver Figs. 12 e 19)

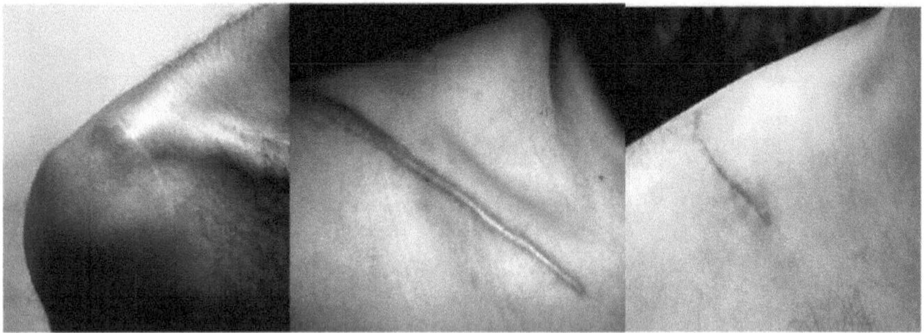

Fig.29. Incisão correcta nas linhas de dobragem principais sobre o ombro. A cicatriz hipertrófica típica após a fixação de uma fratura da clavícula poderia ter sido evitada com uma incisão vertical mais curta nas linhas de dobragem principais.

Na hiperidrose axilar, uma excisão cutânea vertical de toda a pele com pêlos pode resultar numa cicatriz de até 3 cm de largura, porque corre perpendicularmente à direção das linhas de tensão ou dobras. Por conseguinte, recomendam-se três excisões horizontais em série dos pêlos axilares verticais ou uma zetaplastia primária de 90 graus [7] quando a simpatectomia endoscópica mais eficaz não é uma opção.

Braço e mão

Nos braços, as estrias não se desenvolvem verticalmente em linha reta, mas um pouco obliquamente desde a axila anterior até à parte interna do cotovelo (Fig. 19). As linhas de tensão no braço e no antebraço não são perpendiculares à tração muscular [4] nem circunferenciais, mas sim um pouco oblíquas e avançam sobre as articulações para as pregas cutâneas horizontais. As incisões longitudinais e verticais (Figs.30-32) para expor uma fratura óssea no antebraço devem ser evitadas em favor de incisões oblíquas e semi-circunferenciais, que cicatrizam discretamente.

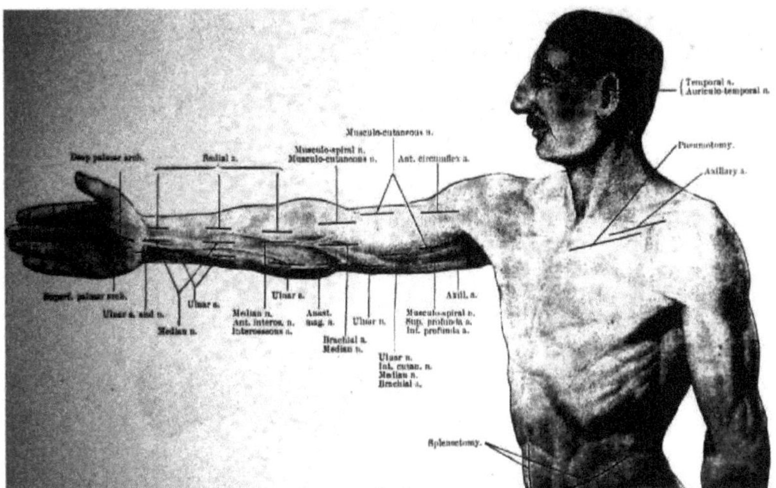

Fig.30. Recomendação de Kocher de incisões cutâneas de 1892 [2], que ainda aparecem nos livros de texto de cirurgia e são seguidas em todo o mundo pelos vasos e nervos subjacentes. Estas incisões seguem a direção das striae distensae e são contrárias às nossas propostas para doentes jovens.

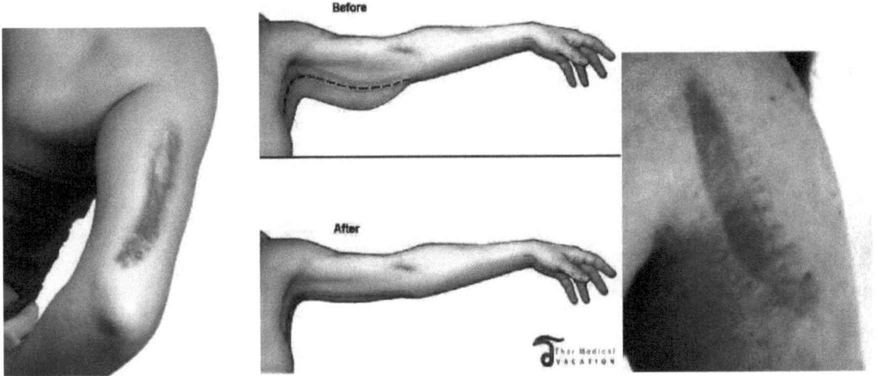

Fig.31. As cicatrizes hipotróficas largas após a reparação de fracturas do úmero e da cabeça do úmero (à direita) não são invulgares em doentes jovens com tecido conjuntivo geneticamente frouxo. A incisão deve ser oblíqua e parcialmente escondida na axila. As cicatrizes após um lifting do braço ou braquioplastia podem ser óbvias, mesmo que "escondidas" na parte de trás do braço (Fig.32).

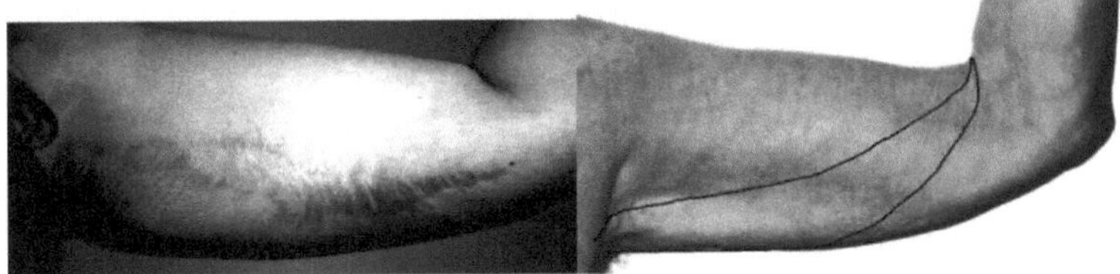

Fig.32. Cicatriz hipertrófica ou hipotrófica típica após lifting cutâneo do braço. As linhas de dobragem são oblíquas; por conseguinte, recomenda-se uma excisão parcialmente oblíqua.

Ao planear uma incisão, deve ser considerada a direção dos nervos cutâneos subjacentes (Fig. 33) e dos vasos sanguíneos maiores. Os nervos cutâneos maiores das extremidades podem correr perpendicularmente a uma incisão recomendada e devem ser preservados.

As cicatrizes longitudinais no quadrante radial do envelope cutâneo distal do antebraço são tipicamente mais largas do que as do quadrante ulnar e têm uma maior incidência de hipertrofia. As principais linhas de dobragem no antebraço parecem diferentes em pronação e supinação (Fig.22). Os movimentos de rotação do antebraço podem produzir tensões cutâneas diferentes dentro do envelope cutâneo do antebraço, o que pode levar a padrões de cicatrização diferentes [14]. Uma vez que o antebraço é visto tanto do interior como do exterior, as incisões devem ser planeadas obliquamente no lado exterior em pronação e no lado interior em supinação.

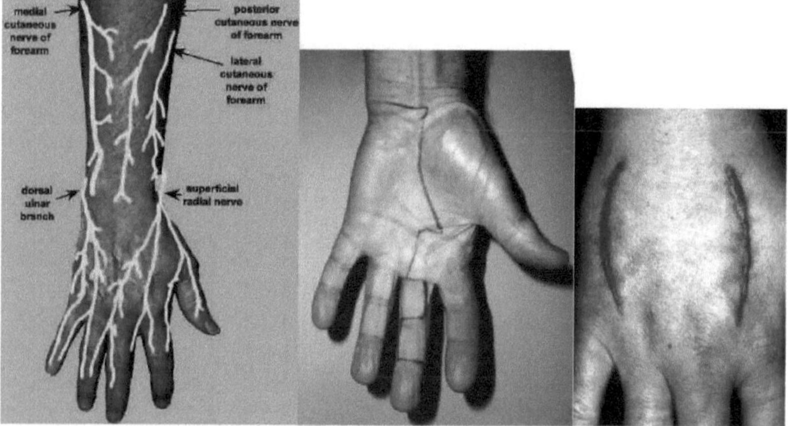

Fig.33. As incisões nas extremidades devem ter em conta a direção dos nervos. Na mão volar e dorsal, as linhas de dobragem visíveis devem ser utilizadas em adolescentes e mulheres para evitar cicatrizes hipertróficas.

A cicatrização de feridas na mão é boa em geral, especialmente na palma. Deve prestar-se atenção à vascularização dos retalhos levantados para evitar a necrose da extremidade e as incisões palmares devem ser efectuadas dentro das pregas naturais. No dorso da mão, as incisões horizontais devem ser efectuadas nas "linhas principais de dobragem", as incisões verticais (Fig. 33) devem ser escondidas na região ulnar ou nos lados dos dedos.

As estrias na parte superior do tórax desenvolvem-se principalmente lateralmente, numa direção horizontal, sobre o músculo peitoral e continuam horizontalmente sobre o músculo deltoide até à frente do braço esticado horizontalmente (Fig. 29). Por conseguinte, as linhas no peito são oblíquas e tornam-se mais circulares em direção ao braço, embora as forças gravitacionais e o movimento da glândula mamária possam alterar este padrão. As mulheres que dormem de lado durante muitos anos desenvolvem "linhas principais de dobragem" no decote, que se originam paralelamente às clavículas e correm em forma de "V" em direção ao esterno médio. Por conseguinte, as linhas de incisão devem ser escolhidas paralelamente ao esterno ou mais caudalmente e, no caso de tumores cutâneos nas mulheres, circunferencialmente numa distância à volta da aréola, ou seja, obliquamente em direção ao esterno (Figs. 20 e 21b). Acredita-se que os quelóides espontâneos, como os conhecidos "quelóides em borboleta", têm origem em simples borbulhas da pele e espalham-se horizontalmente sobre o esterno, frequentemente na direção das estrias.

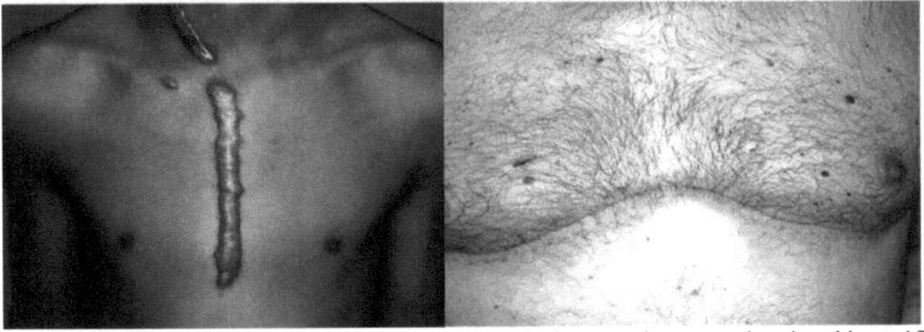

Fig. 34. Em crianças e adolescentes, a cirurgia de coração aberto pode causar cicatrizes hipertróficas graves - que poderiam ser evitadas através de uma "incisão em concha".

Na realização de uma esternotomia em adolescentes, a incisão mediana da pele deve ser o mais caudal possível, poupando o manúbrio esternal e minando a pele até ao jugulum, uma vez que a cicatriz hipertrófica é mais pronunciada na parte superior. A cicatriz hipertrófica após cirurgia cardíaca pode ser prevenida em crianças e mulheres jovens através da realização de uma incisão horizontal ampla, semi-circunferencial, em ambas as pregas submamárias (incisão em concha); o espaço intercostal 4th e o jugulum podem então ser alcançados com a serra, levantando sem rodeios ambas as mamas (Fig. 34) [38].

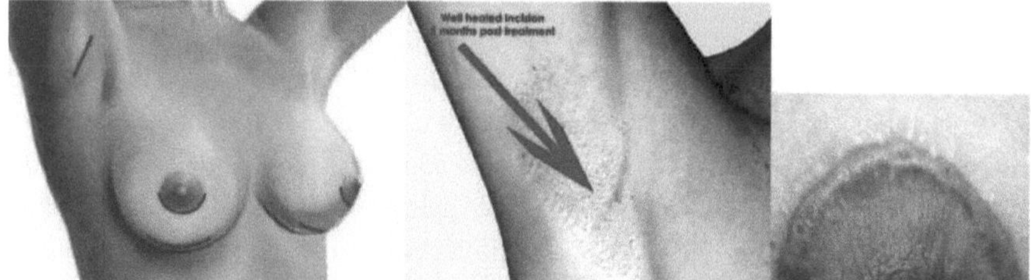

Fig.35. As incisões nos seios ao longo das "linhas principais de dobragem" tornam-se discretas independentemente da força física, com exceção de algumas mulheres jovens (normalmente com pele clara) que têm tendência para formar cicatrizes hipertróficas apesar da direção ideal.

Uma incisão lateral através da caixa torácica é sempre efectuada horizontalmente ou ligeiramente oblíqua e paralela às costelas (Fig.40). Em doentes jovens do sexo feminino, a incisão deve ser escondida anteriormente na respectiva prega submamária.

Na mama, as estrias irradiam da aréola para o exterior, pelo que as incisões ideais são feitas circunferencialmente. Na mamoplastia de aumento, as incisões peri-areolares [37], axilares horizontais ou sub-mamárias são efectuadas por rotina. Após a mamoplastia de redução, a cicatriz vertical, muitas vezes discreta, pode dever-se ao ângulo reto da linha de incisão em relação ao padrão Wise, relativamente à direção real ou virtual das estrias na mama.

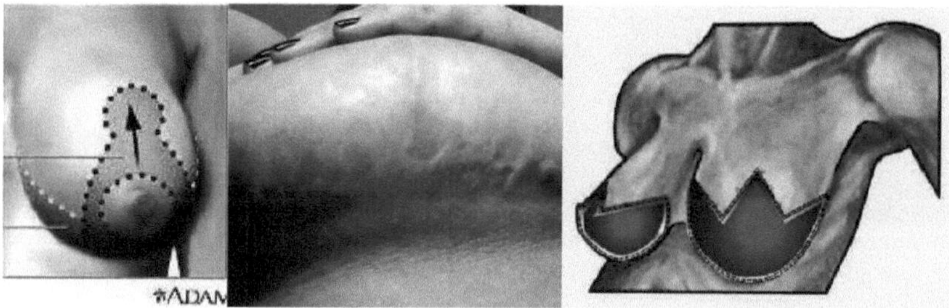

Fig.36. Após a redução mamária, uma cicatriz horizontal torna-se frequentemente hipertrófica, enquanto uma cicatriz vertical parece plana e hipotrófica: De acordo com o "Padrão Sábio" (à direita), os bordos da ferida da cicatriz vertical são paralelos às linhas de tensão, os bordos horizontais são perpendiculares às linhas de dobragem principais (ver Fig. 21b).

Abdómen

Existem duas formas de abrir a cavidade abdominal em cirurgia geral electiva: verticalmente ou transversalmente. As estrias distensivas desenvolvem-se sempre perpendicularmente às linhas de dobragem da pele abdominal, pelo que as incisões cutâneas devem ser efectuadas horizontalmente sempre que possível (Fig. 21b). Há muito que foi demonstrado [39] que as incisões transversais largas ao longo das dobras naturais da parte superior do abdómen não só permitem um acesso ótimo a todos os órgãos, como também resultam numa melhor cicatrização com significativamente menos complicações do que as incisões verticais através da linha alba.

Uma meta-análise de vários estudos clínicos postulou que uma abordagem transversal é superior no que diz respeito a complicações pós-operatórias. No entanto, um inquérito recente mostrou que 90% de todas as incisões abdominais em cirurgia visceral são efectuadas verticalmente [40]. Esta discrepância entre as recomendações existentes dos ensaios clínicos e a prática clínica pode ser explicada por uma desconfiança geral em relação aos estudos clínicos ou por uma relutância em aceitar uma mudança em procedimentos familiares. A maioria dos cirurgiões preocupa-se com o tempo de exposição ideal do campo operatório, abdómen rebentado, hérnias incisionais, infeção da ferida e complicações pulmonares pós-operatórias. A duração da cirurgia, a duração do internamento hospitalar e a plena atividade física e mental são parâmetros relevantes para a economia da saúde [39].

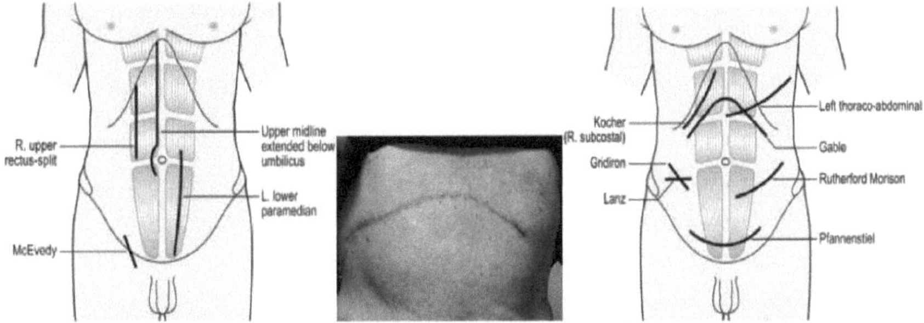

Fig. 37. A maioria das incisões na cirurgia abdominal é efectuada verticalmente, ou seja, perpendicularmente às linhas de dobragem principais, no entanto, alguns cirurgiões utilizam uma incisão horizontal larga para a pancreatectomia e o procedimento de Whipple (de iknowledge: R.E. D'Souza e R. Novell 2015)

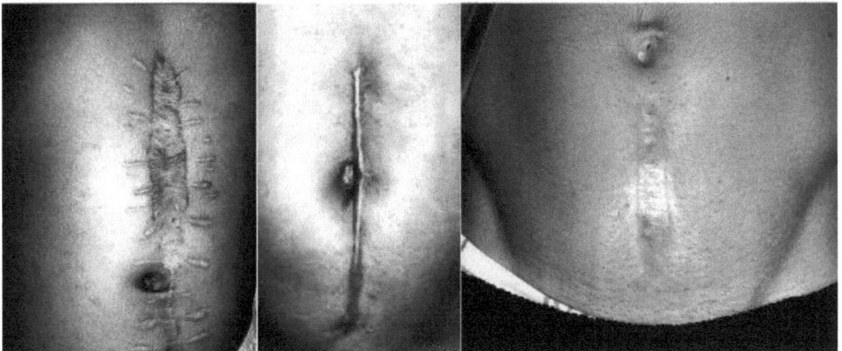

Fig.38. Nos adolescentes, as incisões verticais na linha média resultam frequentemente em cicatrizes hipertróficas ou largas. A terceira imagem mostra uma cicatriz hipertrófica que se alargou após injecções de triancinolona.

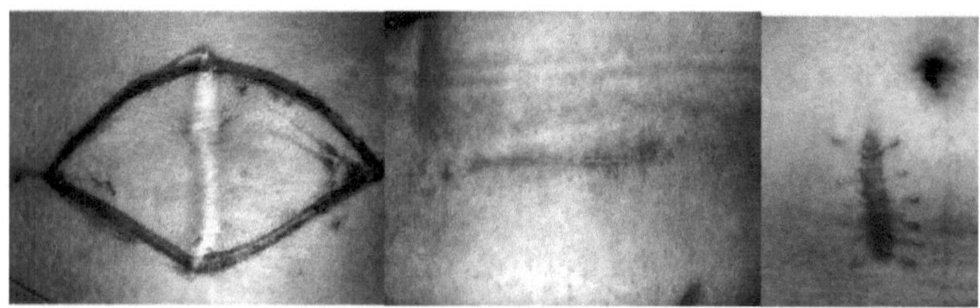

Fig.39. Cicatriz hipertrófica para-rectal vertical após remoção da vesícula biliar, corrigida nas linhas de dobragem principais. Incisão para-rectal de apendicectomia contra as linhas principais de dobragem.

Após a cicatrização, verificou-se que a largura média das cicatrizes era de 8,3 ± 1,4 mm para as incisões na linha média, enquanto a largura média das cicatrizes após a incisão transversal era de 3,3 ± 1,2 mm [39]. No entanto, os cirurgiões gerais continuam a utilizar a tradicional incisão vertical na linha média em 90% dos doentes, apesar do risco adicional de hérnias na linha média em até 17% dos doentes idosos obesos com múltiplas patologias [40]. A atrofia do reto abdominal é uma complicação rara após incisões transversais.

As cicatrizes verticais inestéticas após a remoção aberta da vesícula biliar e do apêndice tornaram-se obsoletas devido à cirurgia endoscópica moderna. As cicatrizes antigas são melhor revistas através de uma excisão horizontal fusiforme mais longa, mas menos óbvia (Fig.39).

Costas e nádegas

A simples experiência de aproximar as omoplatas e estender os braços revelará muitas linhas nas pessoas idosas (Fig.9). Este padrão geralmente vertical na parte superior das costas é alterado pela flexão da cabeça em linhas transversais no pescoço. As incisões no dorso devem ser realizadas verticalmente na linha média ou para-medialmente, exceto nas mulheres, onde podem ser escondidas por baixo de um soutien horizontal ou de uma tira de biquíni (Fig.40). A elevação de um retalho miocutâneo do grande dorsal deve ser efectuada de acordo com o defeito. A ilha de pele pode muitas vezes ser desenhada horizontalmente para esconder a cicatriz por detrás de um soutien. Na direção da caixa torácica lateral, as incisões são feitas obliquamente, seguindo a direção das costelas.

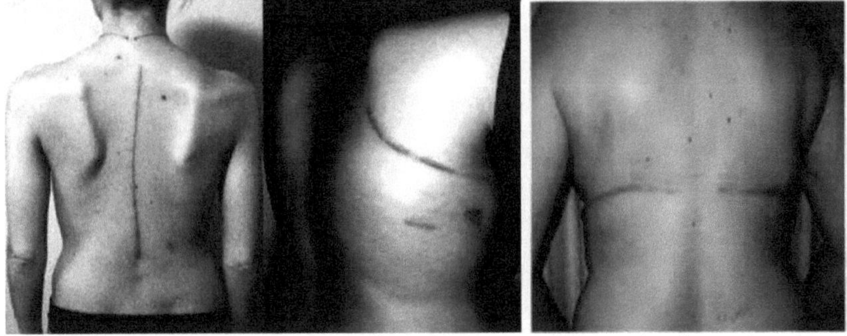

Fig.40. Cicatrizes nas linhas de dobragem principais. Por outro lado, as cicatrizes após a elevação de um retalho de latissimus dorsi devem ser escondidas sob a cinta do sutiã.

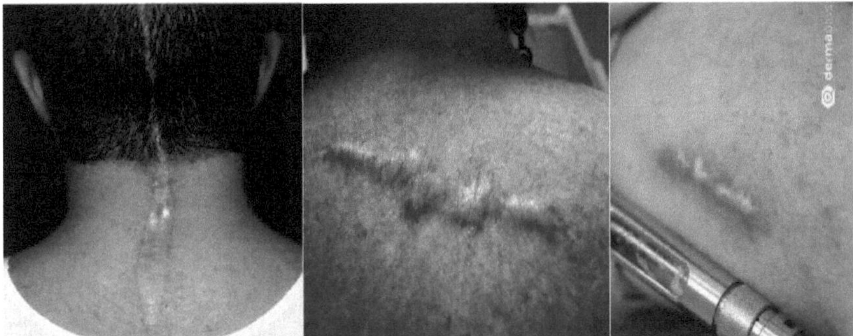

Fig.41. No pescoço dorsal, as linhas de dobragem correm horizontalmente. Acima da omoplata, no entanto, as incisões horizontais podem desenvolver hipertrofia. Nesse caso, as injecções intralesionais de triancinolona são a primeira escolha para aplanar a cicatriz, muitas vezes feitas com o Dermojet® (derma.plus)

No dorso e nas nádegas, as linhas anti-estrias diferem das linhas de Langer e Kraissl num ângulo reto. Os adolescentes desenvolvem estrias discretas em direção oblíqua sobre a anca e o músculo glúteo (Fig.17), pelo que se recomenda considerar as incisões cutâneas na cirurgia da articulação da anca em crianças e adolescentes em direção oblíqua, como exceção paralela às fibras do glúteo máximo entre a crista ilíaca posterior e o trocânter maior (Fig.42).

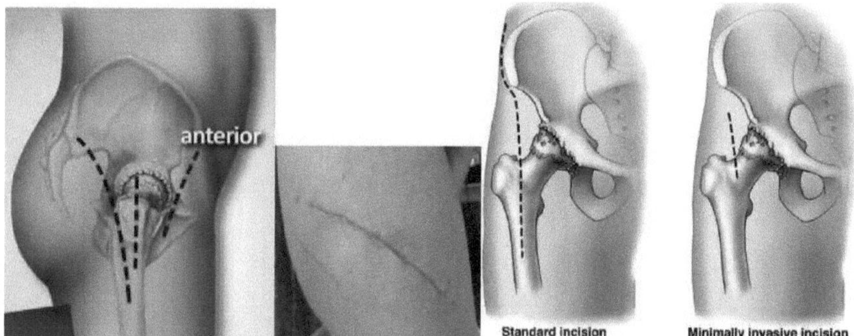

Fig.42. Incisões de livro de texto para cirurgia da anca. A direção da cicatriz no meio poderia ser mais horizontal e paralela à direção do músculo glúteo máximo (Fig.17). As incisões minimamente invasivas e de osteotomia tripla devem ser oblíquas e paralelas à virilha (desenhos de Haderer&Müller,LLC).

As incisões mini-invasivas na artroplastia total da anca são uma ferramenta de marketing para os doentes que recusam uma grande incisão lateral ou anterior como bandeira da prótese da anca [42]. Uma incisão na direção ao longo das linhas de dobragem correria num ângulo de 45 graus em relação ao desenhado na Fig.42c.

7.7 *Perna e pé*

As estrias discretas desenvolvem-se frequentemente na parte interna da coxa e na parte posterior do joelho numa direção vertical (Fig. 18) e só raramente na superfície anterior da coxa, onde se desenvolvem verticalmente. Acima do joelho, as linhas de dobragem horizontais e semicirculares rodeiam a rótula e devem ser utilizadas para incisões mediais ou laterais à rótula, em vez da incisão vertical comummente utilizada a direito sobre o joelho (Fig. 43).

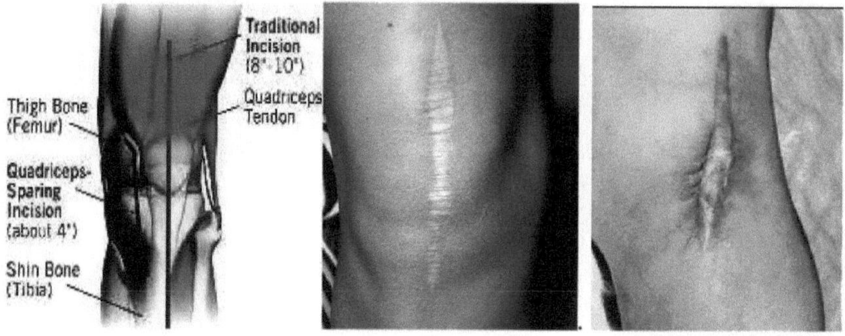

Fig.43. Cicatriz vertical comum após cirurgia ao joelho. A abertura ampla para a articulação após uma incisão horizontal evita uma cicatriz vertical óbvia. Um corte vertical na parte posterior da

articulação do joelho (para a remoção de um quisto de Baker) deve ser obsoleto, uma vez que todas as dobras correm horizontalmente.

Uma cirurgia aberta ao joelho ou uma substituição do joelho em doentes jovens pode ser facilmente efectuada através de uma incisão horizontal acima ou abaixo da rótula. No caso da luxação da rótula, pode ser necessária uma incisão mais longa e combinada, parcialmente vertical (incisão de Payer). O fornecimento de sangue para a margem inferior da ferida vem de trás; é de esperar uma insensibilidade da pele abaixo do joelho durante alguns meses. Um cirurgião ortopédico efectua a incisão horizontal; um cirurgião plástico efectua o "lifting do joelho" para remover as pregas cutâneas inestéticas e um excesso de gordura sem complicações (Fig. 44). Os doentes devem evitar dobrar os joelhos a mais de 90 graus durante um mês após a cirurgia. O receio é infundado de que este tipo de incisão deixe uma cicatriz supra-patelar vistosa numa zona visível, mas é a principal razão pela qual não é realizada com frequência.

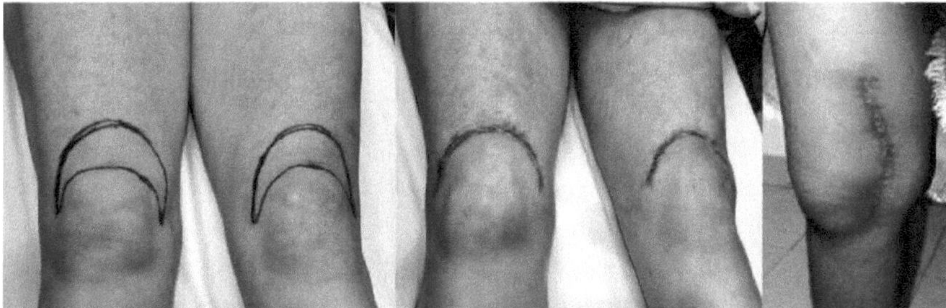

Fig.44. A "elevação do joelho" cosmética inclui uma excisão do excesso de pele e gordura suprapatelar (Dr. Barry Eppley). As incisões no lado medial não são menos óbvias quando projectadas verticalmente.

Na parte inferior da perna, ao longo da barriga da perna, as estrias geralmente correm verticalmente e numa direção oblíqua, de proximal lateral a distal medial. As pregas cutâneas das extremidades inferiores são análogas às dos membros superiores. Por conseguinte, recomendamos incisões oblíquas de proximal medial a distal lateral sobre a barriga da perna e incisões oblíquas de posterior proximal a anterior distal sobre o perónio.

Uma vez que as estrias não se desenvolvem nos pés, mas as "Linhas de dobragem principais" tornam-se facilmente visíveis durante o movimento do pé. Ambos os bordos da ferida podem ser minados sem corte para aceder às articulações, tendões ou fracturas, uma vez que as artérias que irrigam a pele correm num padrão aleatório dentro da pele. No dorso do pé, as incisões horizontais ou em forma de S resultam numa melhor cicatrização e em menos contratura do que as incisões verticais rectas.

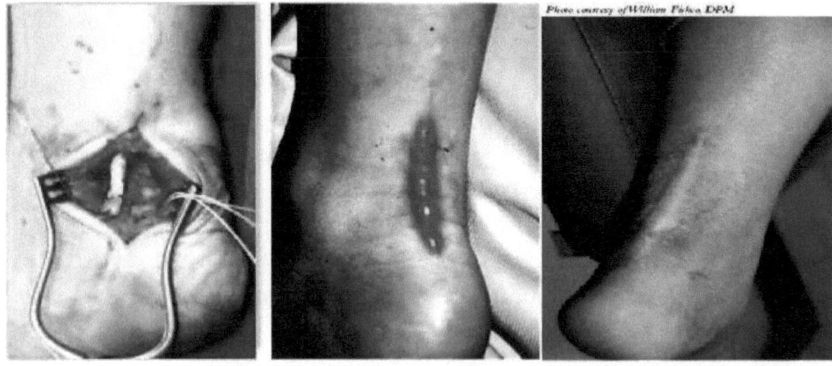

Fig.45. Uma abordagem horizontal (ver cirurgia do pé torto na Fig.46) a uma rutura do tendão de Aquiles evitará as cicatrizes hipertróficas frequentemente observadas.

A cicatrização hipertrófica ocorre frequentemente em cicatrizes verticais sobre um tendão de Aquiles roto e reparado (Fig. 45). Por conseguinte, sugerimos incisões horizontais curtas; os alongamentos verticais necessários podem ser ocultados como incisões em tacos de hóquei atrás dos tornozelos. As incisões mais longas podem ser anguladas através das dobras naturais da pele, tendo em conta a direção das artérias cutâneas. Andermahr [43] demonstrou um grande esforço na determinação das linhas de Langer em seis pés de cadáveres. No entanto, as linhas de incisão propostas por ele não são convincentes e são difíceis de compreender, a julgar pelas fotografias das "linhas de clivagem" dos pés.

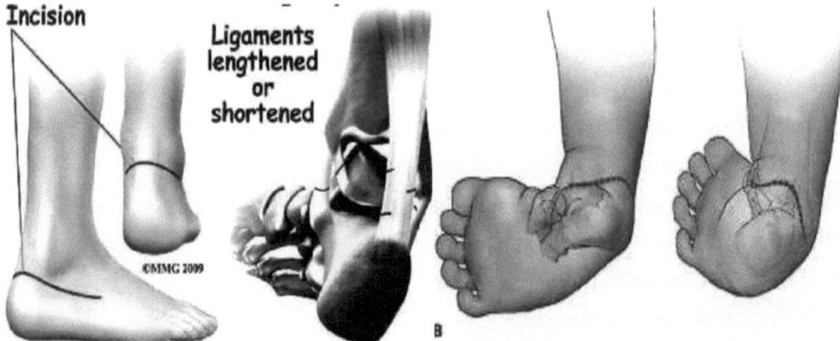

Fig.46. Na cirurgia do pé torto, uma incisão horizontal (abordagem de Cincinnati) proporciona um acesso ótimo a todos os ligamentos encurtados. Os principais vasos e nervos do pé são poupados.

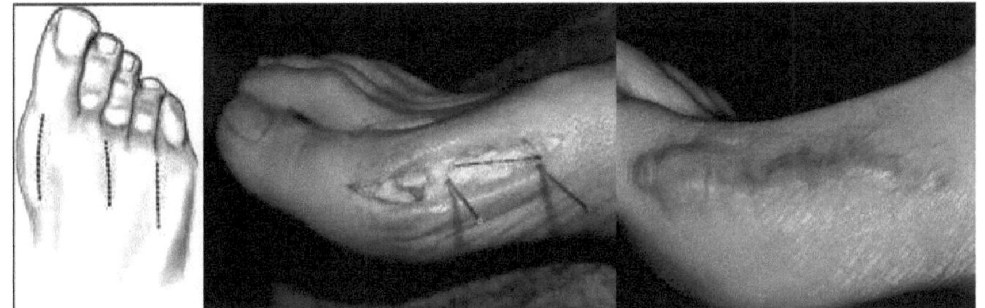

Fig.47. As incisões cirúrgicas no pé não devem seguir a direção dos ossos, mas podem ser feitas horizontalmente. A pressão do sapato aplanará as cicatrizes hipertróficas no pé.

Os diagramas derivados da direção das estrias distensivas servem apenas de orientação. O planeamento de uma incisão cirúrgica tem de ter em consideração o local alvo, a direção dos músculos subjacentes, os nervos subcutâneos (Fig. 48), os vasos e o fornecimento de sangue aos bordos da ferida.

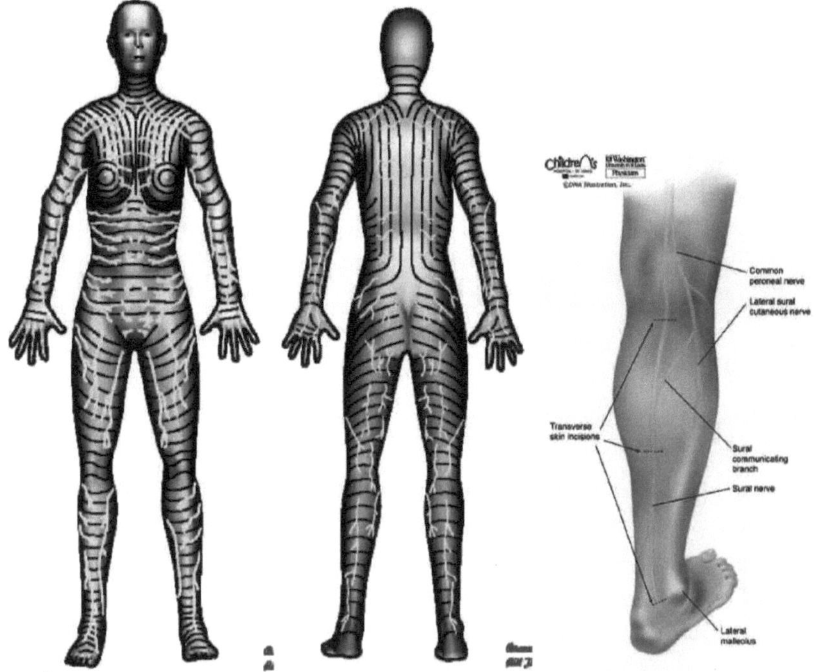

Fig.48. É claro que os principais nervos e vasos cutâneos têm de ser poupados quando são efectuadas incisões oblíquas ou semicirculares para alcançar ossos, articulações, tendões ou músculos.

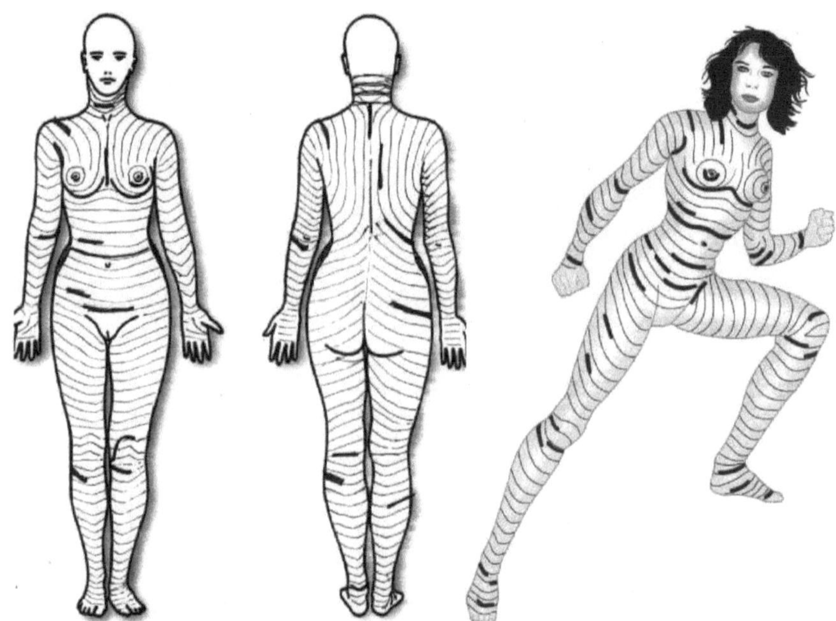

Fig. 49. Incisões cirúrgicas recomendadas ao longo das principais linhas de dobragem (MFL), poupando os principais nervos e vasos cutâneos.

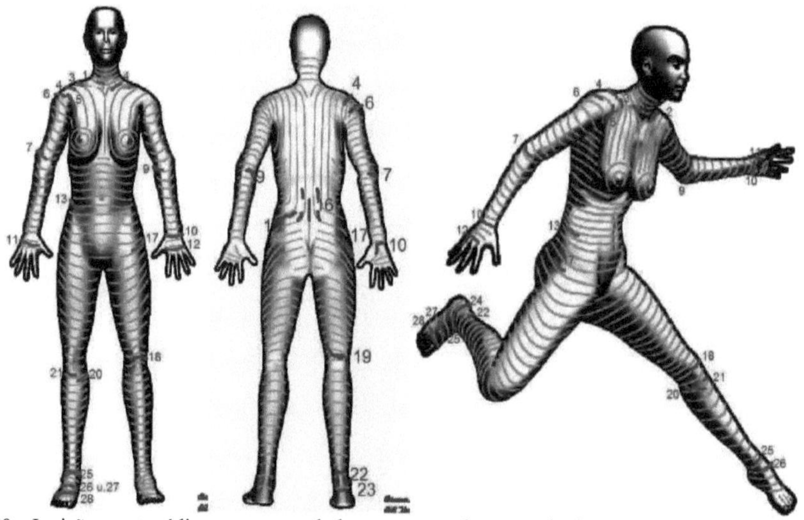

Fig.50. Incisões ortopédicas recomendadas para aceder a articulações e ossos: 1. músculo esternomastóideo, 2. articulação esterno-clavicular, 3.fratura da clavícula 4. articulação acromio-clavicular, 5. articulação ventral do ombro, 6. coifa dos rotadores, 7. olécrano e epicôndilo radial, 8. cabeça do rádio, 9. epicôndilo ulnar, 10. punho, 11. articulações carpo-metacarpianas. 12. articulações básicas dos dedos, 13. crista ilíaca anterior, 14. 15. Crista ilíaca posterior, 16. Vértebras e discos lombares, 17. Trocânter maior, 18. Patela, 19. Articulação do joelho, 20. Cabeça da tíbia, 21.

Tubérculo tibial, 22. Tendão de Aquiles, 23. articulação do tornozelo e calcâneo, 24. articulação dorsal do tornozelo, 25. articulação ventral do tornozelo, 26. ossos do tarso, 27. metatarsos, 28. articulações metatarso-falângicas.

Defendemos o uso mais frequente de incisões com interface variável entre a pele e os músculos, como nas apendicectomias transversais (incisão de McBurney); a cicatrização é melhorada sem hérnias quando comparada com cortes rectos através da fáscia da linha média na linha alba. Em doentes jovens propensos a cicatrizes hipertróficas, as incisões cirúrgicas devem ser direccionadas de acordo com as principais linhas de dobragem, se não puderem ser escondidas nas dobras existentes no pescoço, nas dobras axilares, nas dobras submamárias ou na virilha.

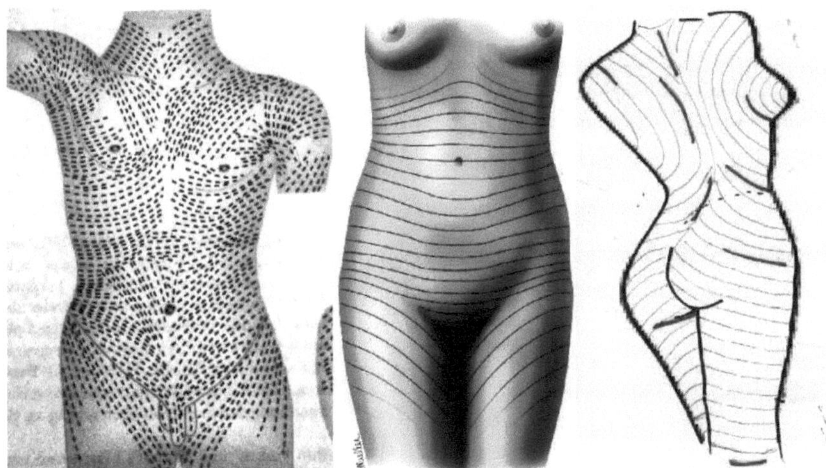

Fig.51. As "linhas de clivagem" de Langer nunca foram concebidas como orientações para direcções óptimas para incisões ou excisões cirúrgicas. Em vez disso, defendemos a utilização das "Linhas de dobragem principais". -

7.8 Aletas de rotação

A tensão pós-operatória contínua sobre a pele desempenha um papel menor na formação de cicatrizes, uma vez que desaparece no espaço de uma ou duas semanas. O defeito do dador de um retalho está normalmente sob maior tensão e cicatriza com uma cicatriz fina se for dirigido ao longo de uma prega cutânea, caso contrário, alarga-se. O planeamento de um retalho de rotação local cutâneo ou músculo-cutâneo requer o envolvimento das principais linhas de dobragem. Uma incisão colocada dentro destas linhas deixará uma cicatriz mais estreita do que as incisões oblíquas ou perpendiculares às linhas de dobragem. As Z-plastias (Fig.52) para corrigir cicatrizes contraídas ou cicatrizes que atravessam dobras cutâneas existentes têm sido uma ferramenta valiosa na cirurgia plástica durante muito tempo [7]. No entanto, devem ser evitadas sempre que possível (Fig.52), especialmente numa face saudável; as Z-plastias mostrarão a caligrafia de um cirurgião plástico para o resto da vida de um paciente.

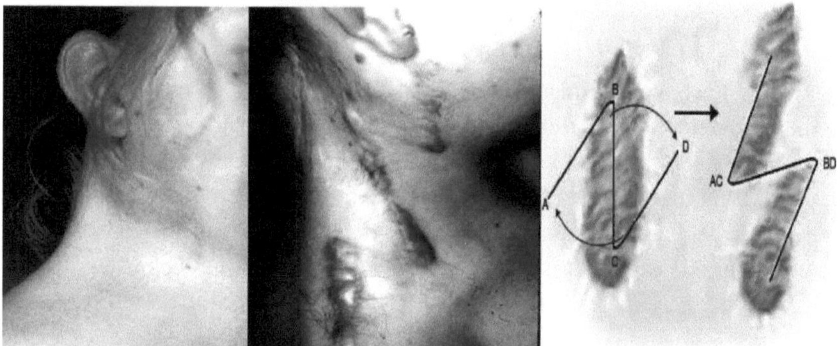

Fig.52. Pterygium colli - e após duas Z-plastias de cada lado. As cicatrizes dentro das linhas de dobragem do pescoço (horizontais) são quase invisíveis; as perpendiculares (verticais) a elas tornaram-se hipertróficas - apoiando a nossa proposta de usar as linhas de dobragem da Natureza para obter cicatrizes óptimas. Para alongar uma teia ou cicatriz, os ângulos do Z devem ser de 60 em vez de 45 graus.

Os livros de texto de Cirurgia Plástica e Cirurgia Dermatológica fornecem uma grande quantidade de sugestões para retalhos cutâneos locais como cobertura para pequenos defeitos na face e nas extremidades. Os pacientes idosos geralmente têm pele solta suficiente na área circundante para esconder defeitos ainda maiores após uma excisão oval nas Linhas de Dobra Principais. Conhecer a vascularização das margens da ferida, a largura da pele e a arte de minar, ou seja, mobilizar e puxar os bordos da ferida, deve conduzir a uma cicatriz direita. A maioria dos retalhos mais pequenos são desnecessários na face, mas mostram a caligrafia do cirurgião plástico ou dermato-cirurgião (Fig. 53). Se um tumor benigno for demasiado grande para uma excisão primária, recomenda-se a realização de excisões em série. - Existem muitos exemplos de Z-plastias desnecessárias [44].

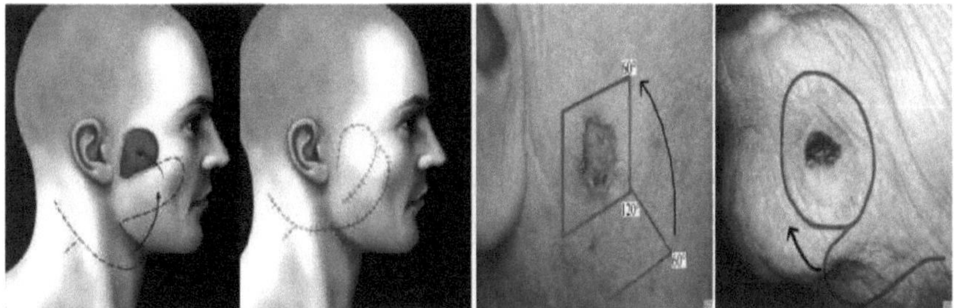

Fig.53. Estes fechos desnecessários de pequenos defeitos podem ser evitados com uma técnica simples de lifting facial. Especialmente na face idosa, a maioria dos retalhos pode ser evitada colocando excisões ovais nas linhas de dobragem (ver Fig.23)

Alguns doentes mais jovens colocam tatuagens sobre cicatrizes para as tornar invisíveis (Fig.54). O facto de uma tatuagem ser esteticamente mais agradável, especialmente com a idade, depende dos olhos de quem vê. O planeamento de uma incisão óptima nas linhas de dobragem, que resultará numa cicatriz mínima, parece ser a melhor solução.

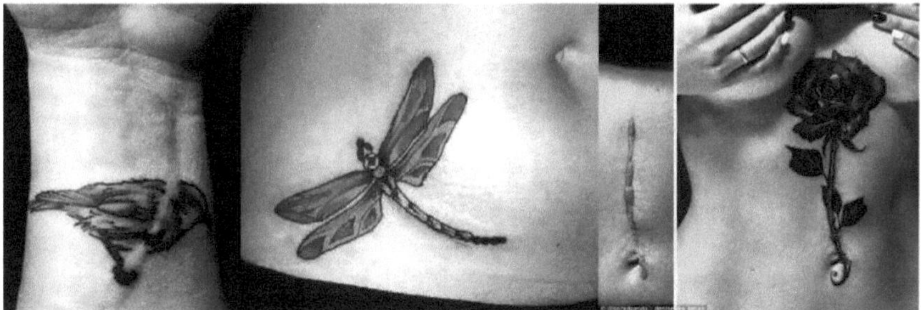

Fig.54. Estas fotografias de tatuagens que cobrem cicatrizes permanentes mostram a importância que as mulheres mais jovens dão à formação de cicatrizes.

Conclusões

Em muitas áreas da superfície do corpo, as "linhas principais de dobragem" descritas estão próximas das linhas de Langer, com as quais são frequentemente confundidas. As linhas de Langer foram criadas por forças estáticas na pele de cadáveres. As linhas de rugas normais são produzidas por forças dinâmicas que actuam na pele de uma pessoa viva.

Se excluirmos as linhas de Langer como históricas e não destinadas primariamente como recomendação para a direção das incisões na pele, ficamos com três publicações bem conhecidas sobre incisões na pele e cicatrização óptima: Pinkus descreveu as principais linhas de dobragem produzidas por "beliscar" a pele em 1927 [3], Kraissl recomendou incisões perpendiculares à direção dos músculos subjacentes em 1951 [4,5], e Borges apoiou a ideia de Pinkus de beliscar a pele em várias direcções para determinar as suas "linhas de tensão da pele relaxada" em 1962 [6,7].

Embora os cirurgiões plásticos tenham basicamente confiado nestas recomendações nos últimos 50 anos, os cirurgiões gerais e ortopédicos continuam a considerar as incisões verticais no abdómen, na articulação da anca e ao longo das pregas anteriores do joelho como o padrão de ouro. Em muitas "regiões brancas", as linhas de incisão propostas são perpendiculares às linhas de Langer, especialmente quando atravessam as articulações e as pregas faciais.

Nas linhas de rugas normais, a orientação predominante das fibras de colagénio é paralela às rugas. As bandas de colagénio nas cicatrizes também se formam paralelamente aos bordos da ferida, independentemente da localização da cicatriz. As estrias distensivas desenvolvem-se perpendicularmente à direção da tensão mais forte na pele, e a natureza revela que a tensão ou as linhas de dobragem principais são perpendiculares às estrias.

Os cirurgiões ortopédicos, que têm dificuldade em identificar as pregas ou estrias da pele, podem utilizar os gráficos desta publicação como orientação. Na cirurgia electiva, a maioria das incisões ou excisões pode ser planeada na direção das principais linhas de dobragem, mesmo quando as estruturas subjacentes, como costelas e ossos, sugerem o contrário. Mesmo as pequenas incisões para cirurgia minimamente invasiva devem seguir estas linhas de dobragem.

A cicatriz hipertrófica também pode ser minimizada fazendo-se a incisão suficientemente longa para reduzir a tensão. Os cirurgiões plásticos são frequentemente solicitados a corrigir cicatrizes hipertróficas após tiroidectomia (Fig.28) ou colecistectomia (Fig.39) em doentes com cicatrizes muito curtas. A tração consistente e intensa nos bordos da ferida durante uma operação pode danificar os tecidos moles, que depois reagem com cicatrização hipertrófica. As cicatrizes hipertróficas pequenas só devem ser excisadas depois de "amadurecerem" na direção das linhas de dobragem principais. As dobras cutâneas normais devem servir de guia principal para a direção de pequenas excisões cutâneas fusiformes, bem como para todas as incisões mais longas em doentes seleccionados.

A não observância das linhas de tensão da pele provoca o alargamento ou a hipertrofia das cicatrizes. Uma incisão linear desenvolve uma abertura maior se ocorrer paralelamente às estrias em vez de transversalmente a elas. "Linhas de tensão cutânea relaxadas" [6-8] parece uma expressão confusa, enquanto que "Linhas de dobragem principais" [3] são mais fáceis de ver, imaginar e compreender. A regra mais simples para fazer incisões óptimas na direção mais favorável é seguir as linhas naturais das rugas: "As incisões correctas juntam-se naturalmente e as incorrectas tendem a abrir-se" (Th. Kocher 1892) [2].

Referências

1. Langer K. On the anatomy and physiology of the skin, I. The cleavability of the cutis [Tradução do alemão em 1861]. *Br J Plast Surg.* 1978;31:3-8.

2. Kocher T. *Textbook of Operative Surgery* (3rd English ed.). London: Adam and Charles Black 1911:p.30.

3. Pinkus F. Die Faltung der Haut, in Pinkus F: *Die normale Anatomie der Haut.* Jadassohn's Handbuch der Haut und Geschlechtskrankheiten Vol 1, Berlim: Springer 1927:4-76.

4. Kraissl CJ, Conway H. Excision of small tumours of the skin of the face with special reference to the wrinkle lines. *Surgery.* 1949;4:592-600.

5. Kraissl CJ. A seleção de linhas adequadas para incisões cirúrgicas electivas. *Plast Reconstr Surg.* 1951;8:1-28.

6. Borges AF, Alexander JE. Linhas de tensão da pele relaxadas, z-plastias em cicatrizes e excisão fusiforme de lesões. *Brit J Plast Surg.* 1962;15:242-253.

7. Borges AF. *Elective Incisions and Scar Revision (Incisões Eletivas e Revisão de Cicatrizes).* Boston: Little, Brown 1973:5-10.

8. Borges AF. Linhas de tensão cutânea relaxada (RSTL) versus outras linhas cutâneas. *Plast Reconstr Surg.* 1984;73:144-150.

9. Torklus D von. *Atlas orthopadisch-chirurgischer Zugangswege.* Munique: Elsevier, Urban & Fischer Verlag 2007.

10. Miller MD, Wiesel SW. *Operative Techniques in Sports Medicine & Surgery,* Baltimore, Lippincott Williams & Wilkins, 2010.

11. Lemperle G, Tenenhaus M, Dieter Knapp D, Lemperle SM. A direção das incisões cutâneas ideais derivadas das estrias distensivas. *Plast Reconstr Surg.* 2014;134:1424-1434.

12. Wilhelmi BJ, Blackwell SJ, Phillips LG. Linhas de Langer: usar ou não usar. *Plast Reconstr Surg.* 1999;104:208-214.

13. Carmichael SW. A teia emaranhada das linhas de Langer. *Clin Anat.* 2014;27:162-168.

14. Russell CJ, Bush JA, Russell GW, Thorlby A, McGrouther DA, Lees VC. Dynamic skin tension in the forearm: effects of pronation and supination (tensão dinâmica da pele no antebraço: efeitos da pronação e supinação). *J Hand Surg Am.* 2009; 34:423-431.

15. Courtiss EH, Longacre JJ, deStefano GA, Brizio L, Holmstrand K. The Placement of elective skin incisions. *Plast Reconstr Surg.* 1963;31:31-44.

16. Barile L, Bufalini C. Incisioni chirurgiche in ortopedia e linee di tensione cutanea. *Arch Putti Chir Organi Mov.* 1976;27:127-36.

17. Paul SP, Matulich J, Charlton N. Um novo dispositivo de tensiómetro da pele: Análises computacionais para entender as linhas de tensão da pele excisional biodinâmica. *Sci. Rep.* 2016;6:301.

18. Paulo SP. Linhas de tensão cutânea excisional biodinâmica (BEST): Revisitando as linhas de Langer, a biomecânica da pele, os conceitos actuais em cirurgia cutânea e a (falta de) ciência por detrás das linhas de pele utilizadas para excisões cirúrgicas. *J Dermatol Res.* 2017;2:77-87.

19. Piérard GE, Lapière CM. Microanatomia da derme em relação às linhas de tensão da pele relaxada e às linhas de Langer. *Am J Dermatopathol.* 1987;9:219-224.

20. Viennet C, Bride J, Armbruster V, Aubin F, Gabiot AC, Gharbi T, Humbert P. Forças contrácteis geradas por fibroblastos das estrias distensivas incorporados em redes de colagénio. *Arch Dermatol Res.* 2005;297:10-17.

21. Arem AJ, Kischer CW. Análise das estrias. *Plast Reconstr Surg.* 1980;65:22-29.

22. Alshaiji JM, Handler MZ, Schwartzfarb E, Izakovic J, Schachner LA. Estrias distensivas unilaterais que afectam a axila direita num rapaz de 16 anos: breve relatório. *Pediatr Dermatol.* 2014;31:617-618

23. Cho S, Park ES, Lee DH, Li K, Chung JH. Características clínicas e factores de risco para striae distensae em adolescentes coreanos. *J Eur Acad Dermatol*

Venereol. 2006;20:1108-1113.

24. Basile FP, Volpe A, Basile AR. Striae distensae após a mamoplastia de aumento. *Aesth Plast Surg.* 2012;36:894-900.

25. Sorensen GW, Odom RB. Estrias axilares e inguinais induzidas pela absorção sistémica de um corticosteroide tópico. *Cutis.* 1976;17:355-357.

26. Rotsztejn H, Juchniewicz B, Nadolski M, Wendorff J, Kamer B. As invulgarmente grandes estrias distensivas em todo o corpo. *Adv Med Sci.* 2010;55:343-345.

27. Salter SA, Batra RS, Rohrer TE, Kohli N, Kimball AB. Striae and pelvic relaxation: two disorders of connective tissue with a strong association (Estrias e relaxamento pélvico: duas doenças do tecido conjuntivo com uma forte associação). *J Invest Dermatol.* 2006 ;126:1745-1748.

28. Watson REB. Esticando o ponto: Uma associação entre a ocorrência de estrias e o relaxamento pélvico? *J Invest Dermatol.* 2006;126:1688-1689.

29. Ashcroft GS, Mills SJ, Lei K, Gibbons L, Jeong MJ, Taniguchi M *et al.* Estrogen modulates cutaneous wound healing by downregulating macrophage migration inhibitory fator. *J Clin Invest. 2003/111*:13091318.

30. Cordeiro RC, Zecchin KG, de Moraes AM. Expressão de receptores de estrógeno, andrógeno e glicocorticóide em estrias distensivas recentes. *Int J Dermatol.* 2010;49:30-32.

31. Elsaie ML, Baumann LS, Elsaaiee LT. Striae distensae (estrias) e diferentes modalidades de tratamento: uma atualização. *Dermatol Surg.* 2009;35:563-573.

32. Whalen JG, English JC 3rd. Case study on linear focal elastosis. *Dermatol Nurs.* 2006;18:469-71.

33. Jeong JS, Lee JY, Kim MK e Yoon TY Elastose focal linear após estrias distensivas: Mais provas do processo de reparação queloide na patogénese da elastose focal linear. *Ann Dermatol.* 2011;23(Suppl 2):S141-S143.

34. Spitz JL. *Genodermatoses: A Full Color Clinical Guide to Genetic Skin Disorders,* Baltimore: Lippincott, Williams & Wilkins, 2005.

35. Lemperle G, Holmes RH, Cohen SR, Lemperle SM: Uma classificação das rugas faciais. *Plast Reconstr Surg.* 2001;108:1735-1750.

36.Berghaus A, Handrock M, Matthias R. Unser Konzept von Bildung undVerschluss eines Tracheostomas. *HNO.* 1984;32:217-20.

37.Shrotria S. The peri-areolar incision - gateway to the breast! *Eur J Surg Oncol.* 2001;27:601-603.

38.Bedard P, Keon WJ, Brais MP, Goldstein W. Submamary skin incision as a cosmetic approach to median sternotomy. *Ann Thoracic Surg.* 1986;41:339-341

39.Halm JA, Lip H, Schmitz PI, Jekeel J. Incisional hernia after upper abdominal surgery: a randomised controlled trial of midline versus transverse incision. *Hernia* 2009;13:275-280

40.Bickenbach KA, Karanicolas PJ, Ammori JB, et al. Para cima e para baixo ou lado a lado? Uma revisão sistemática e meta-análise que examina o impacto da incisão nos resultados após a cirurgia abdominal. *Am J Surg.* 2013;206:400-409.

41.Heller L, Chike-Obi C, Xue AS. Reconstrução da parede abdominal com separação de malha e componentes. *Semin Plast Surg.* 2012;26:29-35.

42.Jacquot F, Mokhtar MA, Sautet A, et al. A mini incisão póstero-postero-lateral na artroplastia total da anca. *Int Orthop.* 2013; 37:1891-1895.

43.Andermahr J, Jubel A, Elsner A, Schulz-Algie PR, Schiffer G, Koebke J. Die Hautspaltlinien und die Schnittführung bei FuBoperationen. *Orthopade* 2007; 36:265-272.

44.Pérez-Bustillo A, Gonzalez-Sixto B, Rodnguez-Prieto MA. Princípios cirúrgicos para obter uma cicatriz funcional e cosmeticamente aceitável. *Actas Dermosifiliogr.* 2013;104:17-28.

Reconhecimento

Estou em dívida para com o Dr. Mayer Tenenhaus, professor de cirurgia plástica na Universidade da Califórnia, em San Diego, pela correção e redação do anterior manuscrito submetido à "Plast. Reconstruct. Surg."[11]. O Dr. Dieter Knapp, antigo Chefe de Cirurgia Ortopédica do Hospital do Exército Alemão em Koblenz, forneceu todas as incisões ortopédicas possíveis nas articulações e nas costas: Estou muito grato pelo seu empenho contínuo em diminuir as cicatrizes visíveis em doentes jovens.

Parte das imagens de estrias e cicatrizes aqui apresentadas foram encontradas através da pesquisa no Google sem menção de qualquer autor ou direitos de autor; em todas as outras, os autores são mencionados quando encontrados. A maior parte das imagens de cicatrizes são provenientes do meu antigo Departamento de Cirurgia Plástica no Markus-Hospital em Frankfurt am Main, Alemanha.

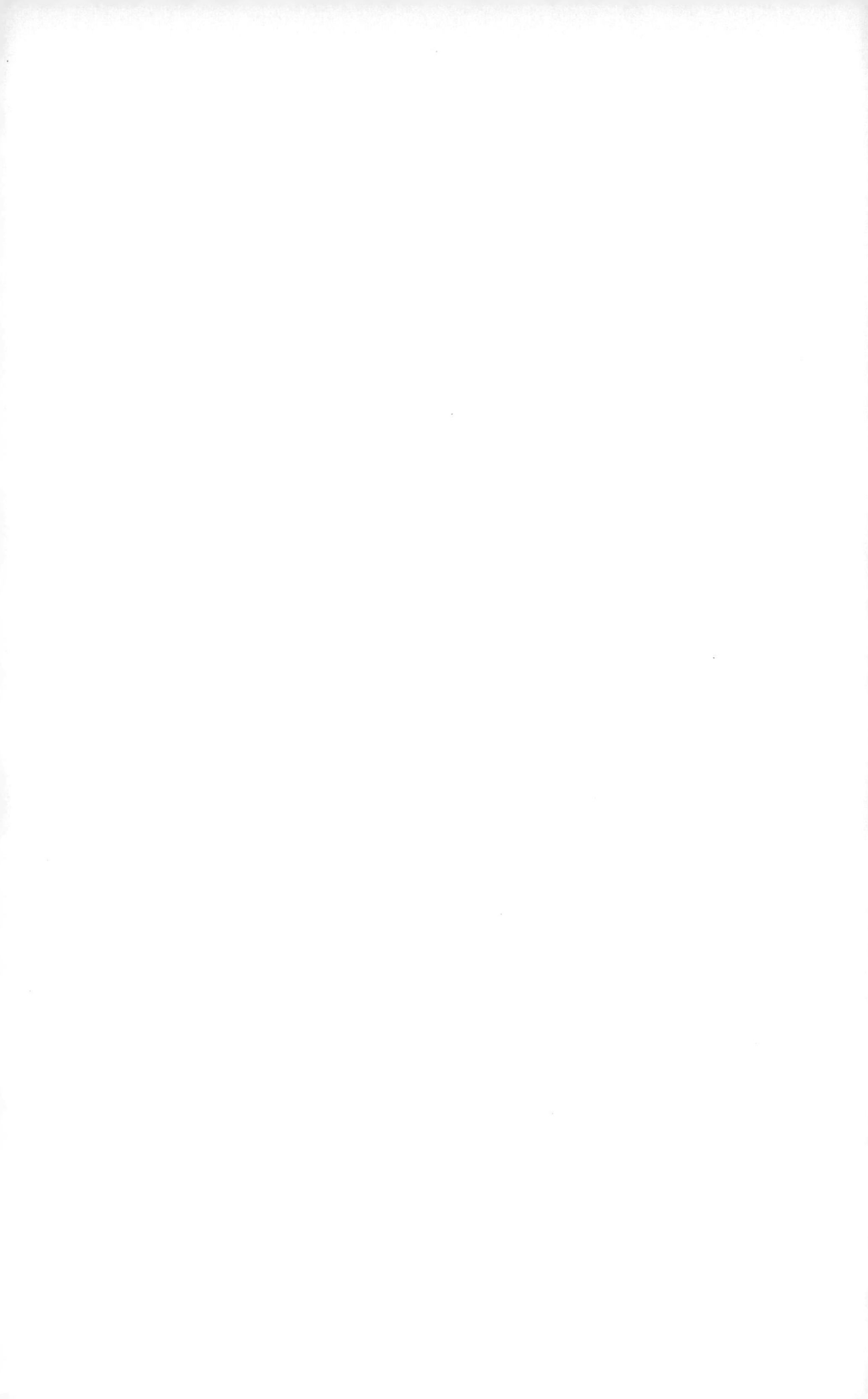

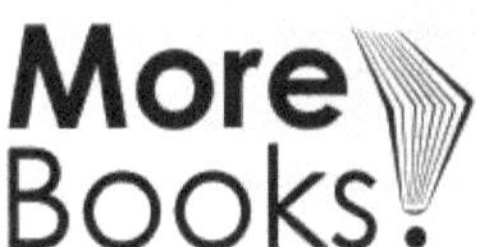
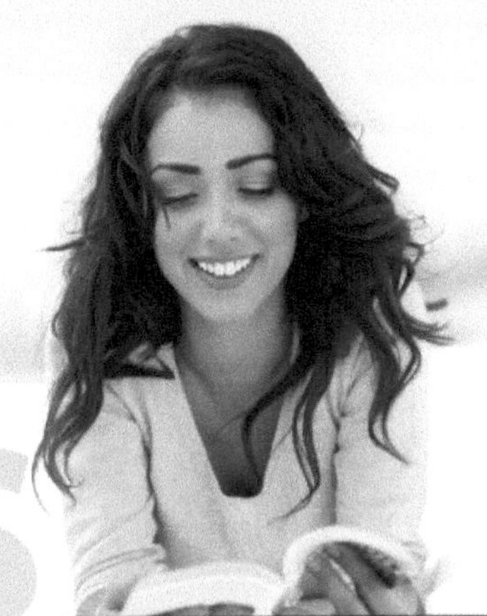

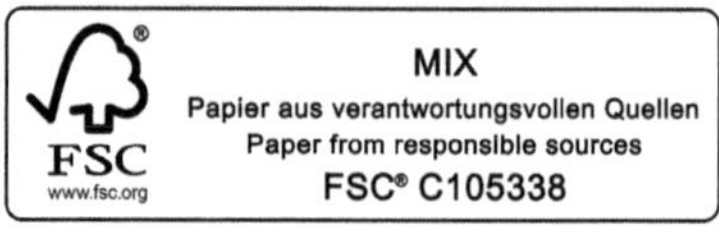

Printed by Books on Demand GmbH, Norderstedt / Germany